新·PMTC

Professional Mechanical Tooth Cleaning

专业化口腔预防、保健与牙周辅助治疗技术

〔日〕内山茂　〔日〕波多野映子◎著

杨四维◎审定

郑成燚　赵蕊妮◎主译

重庆出版集团　重庆出版社

新PMTC 予防・メインテナンス・SPTのためのプロケアテクニック
内山 茂（著），波多野 映子（著）
医歯薬出版株式会社（東京），2016.
Title of the original Japanese language edition: PMTC Revised edition.
by UCHIYAMA Shigeru, HATANO Eiko ©Ishiyaku Publishers, Inc. Tokyo, Japan, 2016.
Chinese (in simplified character only) translation rights arranged with Ishiyaku Publishers, Inc. Tokyo, Japan through CREEK & RIVER Co., Ltd. and CREEK & RIVER SHANGHAI Co., Ltd.
版贸核渝字（2018）第082号

图书在版编目(CIP)数据

新PMTC：专业化口腔预防、保健与牙周辅助治疗技术 / （日）内山茂，（日）波多野映子著；郑成燚，赵蕊妮主译. —重庆：重庆出版社，2019.2（2021.3重印）
ISBN 978-7-229-13687-1

Ⅰ.①新… Ⅱ.①内… ②波… ③郑… ④赵… Ⅲ.①牙釉质—清洗 Ⅳ.①R783.9

中国版本图书馆CIP数据核字（2018）第257891号

新PMTC——专业化口腔预防、保健与牙周辅助治疗技术
XIN PMTC—ZHUANYEHUA KOUQIANG YUFANG BAOJIAN YU YAZHOU FUZHU ZHILIAO JISHU
〔日〕内山茂　〔日〕波多野映子　著　　郑成燚　赵蕊妮　主译

审　　定：杨四维
责任编辑：陈　冲
责任校对：李小君
装帧设计：金子俊树（金子设计事务所）

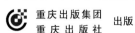

重庆出版集团
重庆出版社　出版

重庆市南岸区南滨路162号1幢　邮政编码：400061　http://www.cqph.com
重庆友源印务有限公司印刷
重庆出版集团图书发行有限公司发行
全国新华书店经销

开本：889mm×1194mm　1/16　印张：8.5　字数：200千
2019年2月第1版　　2021年3月第2次印刷
ISBN 978-7-229-13687-1
定价：128.00元

如有印装质量问题，请向本集团图书发行有限公司调换：023-61520678

▌作者简介

内山茂

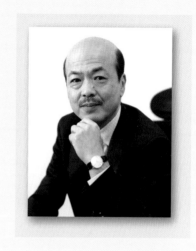

1977 年　东京医科齿科大学牙科学部毕业

1984～2013 年　所泽市内山牙科医院院长

1998 年至今　东京医科齿科大学临床教授

2013 年至今　东京医科齿科大学临床实习指导医师

波多野映子

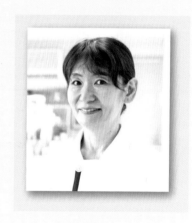

1982 年　大宫洁牙师学院（现大宫洁牙师专科学校）毕业

1982 年至今　在练马区一岐牙科医院工作

1992 年至今　在所泽市内山牙科医院工作

2013 年至今　在所泽市古畑牙科医院工作

▌审译者名单

审定

杨四维　西南医科大学（原泸州医学院）附属口腔医院

主译

郑成燚　重钢总医院

赵蕊妮　空军军医大学（第四军医大学）第三附属医院

参与翻译人员

王　疆　空军军医大学（第四军医大学）第三附属医院

赵领洲　空军军医大学（第四军医大学）第三附属医院

李　强　空军军医大学（第四军医大学）第三附属医院

杨　正　西南医科大学（原泸州医学院）附属口腔医院

▌主要审译者简介

杨四维

西南医科大学（原泸州医学院）附属口腔医院教授、主任医师、硕士研究生导师。毕业于华西医科大学口腔医学院，医学硕士，国际牙医学院院士，泸州医学院附属口腔医院创始人、首任院长，泸州市口腔医学会名誉会长，四川省卫生厅学术技术带头人，泸州市第九批拔尖人才，泸州市首届酒城英才，华西口腔"杰出校友"，世界正畸协会成员（WFO），日本正畸协会会员。曾任中华口腔正畸专业委员会常委、四川省口腔医学会名誉会长、四川省口腔正畸专业委员会副主任委员，《国际口腔医学杂志》编委、《中国口腔医学年鉴》编委、《中华口腔正畸学杂志》编委、《中华口腔研究杂志（电子版）》编委、《华西口腔医学杂志》编委、《口腔医学杂志》编委。

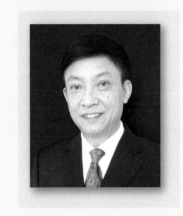

郑成燚

重钢总医院口腔科副主任医师，毕业于西南医科大学（原泸州医学院）口腔系。重庆市口腔医学会第一届、第二届口腔生物医学专业委员会委员；第二届牙体牙髓专业委员会委员；国内 PMTC（专业化机械性牙齿清洁）技术引进、倡导和推广者。主编《专业化机械性牙齿清洁技术》，主译《儿童牙科：舒适的口腔之旅》，参编《龋病风险评估及管理实用技术》。

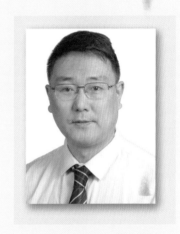

赵蕊妮

空军军医大学（第四军医大学）第三附属医院急诊与综合临床科护士长，副主任护师。中华护理学会口腔护理专委会专家组成员，陕西省护理学会口腔护理专委会常委，陕西省口腔医学会口腔急诊专委会委员。先后赴日本齿科医师协会及美国宾夕法尼亚大学留学，2003 年起在国内率先开展 PMTC（专业化机械性牙齿清洁）技术及口腔 PD（四手）操作规范研究工作，擅长各类疾病的 PD 操作规范化培训、医学生临床护理培训工作及口腔护理管理工作。先后在国内外刊物发表论文 20 余篇，以第一负责人主持陕西省科技攻关课题 2 项，第一完成人获军队科技进步三等奖 1 项，国家新型发明专利 5 项。主编《急诊与综合临床科医学生护理实习手册》、主译《儿童牙科舒适的口腔之旅》，参与获得中华口腔医学会科技奖一等奖 1 项，陕西省教学成果特等奖 1 项。

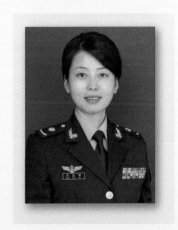

▋中文版出版寄语一

　　如果在 2018 年 8 月用谷歌搜索引擎检索 PMTC/牙科的话，搜索记录可达 407000 条。也就是说，在日本的牙科医疗中，PMTC 已经完全被承认和接受。

　　20 多年前，我们最初将 PMTC 引入临床时，在牙科界还没有"专业人士为患者刷牙"的观念，"自己的牙齿自己刷"是常识。我们长期以来在诊疗室积极推动刷牙指导（TBI，Tooth Brushing Instruction）和口腔卫生指导（OHI，Oral Hygiene Instruction），但结果却不尽如人意，这也成为了困扰很多牙科医院的问题根源。这些医院将患者缺乏牙科护理意识、清洁技术不成熟、清洁用具不完备等作为理由，开始对患者进行更加严格的日常指导。其结果是，患者来院热情降低，对医院的评价下降，甚至好不容易治好的病又复发的事情也频繁发生。

　　后来，在世界范围内进行的各种研究结果表明，"龋齿、牙周病的病因是某种特定细菌的感染"，"细菌形成生物膜，附着在牙齿或牙根表面，仅靠刷牙无法有效将其去除"。而且，近年来全身疾病和口内细菌的相关性也成为了医疗领域的热门话题。

　　因此，从临床而言，口腔疾病的预防离不开"持续的控制感染"和"专业人员定期清洁附着在牙齿及根面的细菌"（PTC，Professional Tooth Cleaning），而这也与预防及控制各种全身疾病密切相关。

　　牙科医疗不仅是"治疗"，而且还是"预防""保健""定期维护"。本书从上述观点出发，对重新审视牙科医疗的思考方式及具体方法进行了详细解说。本书中文版的翻译及出版，对我而言是一大幸事，我对译者及出版相关人员付出的巨大努力表示感谢，并给予衷心的赞赏。

　　牙科医疗的终极目的是"靠自己的牙齿度过一生"。无论多么先进的治疗技术和医疗手段，如果没有清洁的口腔，一切都只不过是"空中楼阁"。衷心祝愿在自古以来就有治"未病"医学理念的中国，牙科界能够做出从治疗向保健的大转变。

内山茂

2018 年 8 月

▌中文版出版寄语二

我们所著的《PMTC》第一版于1998年在日本正式出版，距今已有20年。我至今仍然记得，这本书一出版就瞬间成了当时日本的热门话题，令人大吃一惊。

PMTC原本是由瑞典的阿克塞尔森教授作为临床口腔预防技术而提出的。原则上，PMTC不包括龈下刮治和根面平整。此外，阿克塞尔森教授认为，"对无风险的牙齿表面所实施的传统方式的洁治和抛光并不是PMTC。将深牙周袋内的牙菌斑（生物膜）用非外科性、器械方式去除的技术被称为清创，或者被称为"广义的PMTC"。

龋病、牙周病既是细菌生物膜感染性疾病，也是一种生活习惯病。其特点是，治疗一旦终止，即使口腔内状态暂时稳定，但如果患者不注意自我口腔护理、生活习惯不加改善的话，龋病、牙周病就会复发甚至恶化。正因为如此，我才确实意识到，临床上引进PMTC，能帮助患者维持长期的口腔健康。

这20年间，虽然日本积极推进PMTC的医院越来越多，但是我们也经常听到"不知引入PMTC的最佳时机是何时""即便实施了PMTC也很难坚持下来"之类的烦恼。其原因之一，和目前日本牙科的现状有关。在日本，尽管近年来去牙科医院定期检查和清洗牙齿的患者人数在增加，但是，依然有很多人要等到填充物、修复物脱落了，或者疼痛、肿胀等不适症状出现后才去医院，甚至还有人抱有"如果可以的话，不想去看牙科"的想法。

因此，先让患者充分了解PMTC是非常重要的。多数情况下，很多人认为PMTC的基本作用是作为牙周维护治疗中的一个环节，或者是用于预防牙周病和龋齿的手段。实际上我认为，日常诊疗中PMTC的使用，不限于上述两个方面。这本《新PMTC》，即是对PMTC详细应用和临床要点的总结。

如果这本书能为中国的牙科从业人员临床应用PMTC发挥作用，我将感到十分荣幸。同时我也衷心地祝愿中国人民口腔健康。

最后，在本书的中文译本出版之际，我由衷地对译者及出版相关人员的大力协助表示衷心的感谢。

波多野映子
2018年8月

出版感言

牙周病可以说是人类最常见、发病率最高的疾病，其诱因为口腔及牙面的以菌斑生物膜形式存在的微生物感染。如果没有及时干预，感染将随病程延长而逐渐加重，但牙周病的自觉症状却不明显。待患者感到牙齿松动、咀嚼无力或疼痛时，再进行治疗，此时牙周病已难以治愈。牙周病是成年人牙齿丧失的最主要原因；更可怕的是，牙周病病灶还可能作为感染灶，诱发或加重全身系统疾病。复杂的手术治疗、患牙拔除、义齿修复等牙周病治疗手段，既增加患者的痛苦、经济负担和治疗时间等，其治疗效果也不理想。

手术操作的技巧高低、疾病治疗的难易程度，都可以作为评价医生诊治水平的标准；而若能单纯用非手术方式达到治疗目的，则更可说明医生的诊治水平。疾病的疗效更多地取决于疾病是否早发现、早治疗，患者自身对疾病的认识、重视程度和日常保健更为关键。当今关于专业技术操作的图书很多，而宣教性、普适性的读物却非常难得。我们欣喜地发现由日本学者所编著的《新 PMTC 予防・メインテナンス・SPT のためのプロケアテクニック》一书被翻译成中文，并即将出版。该书从临床及日常口腔保健中常被忽视的问题出发，以富有哲理的语言生动地讲解了牙周病的发生过程和防治方法，特别强调了在自我日常口腔保健措施的基础上，还应加强定期专业化维护的深远意义和其必不可缺的重要性，以及具体的应用技术。该书始终围绕如何能更好地帮助大众认识牙周病、发现牙周病、治疗牙周病、预防牙周病进行阐述。

医务工作者都明白预防的效果永远优于治疗；遗憾的是在具体实践中他们却又往往没有时间、精力去贯彻这一原则。世界卫生组织 WHO 提出的人类口腔健康目标是"8020"，即 80 岁时口腔内仍能拥有 20 颗自然牙（而非"假牙"）。欧洲 30 年以上的临床循证数据报告显示，如能真正做到每年定期检查和进行包括 PMTC 的牙周维护治疗，10 年以上失牙率仅 1% 左右。终身保有所有自然牙也绝非梦想，是完全可以实现的。

愿所有人都能笑口常开，健康长寿。

王勤涛
2019 年元月于西安

中华口腔医学会第六届牙周病学专业委员会主任委员，空军军医大学（第四军医大学）口腔医院教授、主任医师、博士研究生导师。

从事口腔专业的医疗、教学、科研工作 34 年；长期关注牙周病的发病机制及缺损的再生修复等基础及应用研究；主持国家级课题 7 项、省部级课题 3 项；发表学术论文 170 余篇；主编著作、教材 4 部；参编著作、教材 7 部；获军队院校育才银奖；培养博士、硕士研究生 51 名。对于牙周病的临床工作，他强调从口腔健康宣教、非手术治疗、手术治疗、功能修复、长期稳定的系列性和规范化。

现任《牙体牙髓牙周病学杂志》副主编；《中华口腔医学杂志》《华西口腔医学杂志》《中国口腔医学年鉴》《实用口腔医学杂志》等杂志编委；国家自然科学基金、留学回国基金、医疗技术成果等评审专家。

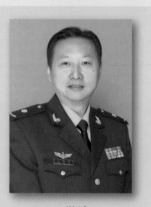

王勤涛

▌中文版前言

专业化机械性牙齿清洁（PMTC）技术自 1974 年由瑞典学者阿克塞森教授提出并实施以来，就成为口腔护理的新基石。在过去的 40 多年的时间里，PMTC 技术一直为欧美、日本等地区和国家的口腔卫生保健事业创造着奇迹。日本更是把 PMTC 技术普及到了极致，并在此基础之上提出了"8020"的奋斗目标。

早在 10 年前，主译（赵蕊妮）在国内首次系统地介绍了 PMTC 技术，并在第四军医大学口腔医院开始 PMTC 的临床实践与教学。遗憾的是，由于各种客观原因及技术普及的困难，PMTC 技术在我国的推广尚不理想，未能在全国范围内广泛开展。

目前，我国口腔医学的临床工作仍是以治疗为主的模式，在口腔日常护理洁治、口腔疾病预防方面的认知度和普及率不高。尽管我国已持续开展"爱牙日"活动超过 30 年，但最近的口腔流行病学调查（第四次口腔流行病学调查）显示，我国龋病、牙周病的发病率不仅没有得到控制或减少，反而呈现上升趋势。这一现象不能不引起口腔医师们的警惕和反思：我们还需要开展哪些工作来有效控制或减少龋病和牙周病的发生。

《新 PMTC：专业化口腔预防、保健与牙周辅助治疗技术》一书是日本东京齿科大学内山茂教授与波多野映子所著，涵盖了医疗结构的改变、PMTC 技术的操作流程、沟通与互动等多方面的内容，向口腔科医师展示了 PMTC 技术的进展以及推广普及这一技术的美好前景和重要意义，值得我们借鉴。该著作写作严谨，构思巧妙，却又不失高雅与文趣。我们很高兴能够将此书翻译出版，呈现给广大的中国口腔医师及护理人员，希望能够帮助大家认识并了解口腔护理、口腔疾病预防的重要作用，从而让更多的口腔医疗机构和从业人员接受、应用、推广各种控制牙菌斑的技术，特别是 PMTC 技术，从而进一步推动中国口腔保健事业的发展，有效预防和减少龋病和牙周病的发生。我们相信，通过大家的共同努力，一定会实现广大人民群众拥有健康生活的美好愿望！

郑成燚　赵蕊妮
2018 年 8 月

▌原著前言

2003 版的《专业化机械性牙齿清洁术 (Professional Mechanical Tooth Cleaning) 2》*（下文简称为《PMTC 2》）一书自出版后多次增印，现已有 13 年的历史。在 1998 版《PMTC》中，我提出了这样的基本理念："让更多患者体验、享受到专业医疗的舒适感，提高患者到医院进行专业口腔护理的意识。同时，让患者感受到预防和护理的效果。"这个基本理念一经提出，立即受到许多牙科医师和洁牙师的青睐。至今为止，我已经在全日本进行了四百多场次以此为题的演讲，如果把我的共同作者波多野洁牙师的演讲也算进去的话，恐怕超过五百场次。

近几年，PMTC 器材产业正蓬勃发展，各大公司争相推出新的 PMTC 用品。与此同时，越来越多的牙科医院积极选购相关器材，以便更好地开展更高质量的 PMTC（2016 年 2 月，Google 搜索引擎上关于"拥有专业化机械性洁牙技术的牙科医院"的搜索结果已有约 19 万条）。

《PMTC 2》(2003) 的序言中曾提到："牙科医疗的成功并不能光靠治疗行为本身，只有重视日常的护理才能获得长期稳定的效果。"这一主张得到了众多牙科业内人士的支持。正因为如此，PMTC 才得以在日本牙科医疗界扎根，成长。

借此机会，我向所有认同"PMTC 不单纯是一种清洁技术，而是具有超越其本身的更大可能性"这一理念的同仁表达我由衷的感谢与敬意。

之前，我经常在演讲会场听到"多亏先生指导，治好牙周炎变得简单了"这样的赞许。在那几年，我将演讲的侧重点放在了当时还很新颖的"龈上 PMTC"上，由此可能引起了一些误解。其实对于牙周炎的治疗与护理，后续的"牙龈下方的专业刮治"是不可或缺的。

确实，根据某著名的论文（本书第 41 页），从临床以及细菌学角度来说，在 SPT (Supportive Periodontal Therapy) 期间只进行牙龈上方的牙菌斑清洁不仅能降低牙龈上方的细菌数量，还能降低牙龈下方牙根部的细菌数量，并确保牙周组织健康。TBI (Tooth Brushing Instruction) 或者 PMTC 确实能让牙龈上方的炎症消退，乍一看牙周炎似乎是治好了。但是对牙周的治疗来说，我们有必要对"牙龈下方的专业刮治"有更深的理解。

从这一点出发，我发现前著在关于"PMTC 在牙周炎治疗以及 SPT 中的定位"方面的阐述并不充分。

本修订版在第二章对这一方面进行了大

幅度的增笔，同时对相关部分进行了更新，尽可能地增加了最新的研究。问答环节也做了大幅度的增删与修正，包括来自读者的关于 SPT 的问题*。另一方面，因为本书第一版不断增印，第三章及第四章"PMTC 的具体操作技术"已尽可能地增收了最新的信息，所以本修订版的这两章内容与旧版几乎没有差别。

在此，我希望装帧方式、纸张大小、排版设计都焕然一新的新版图书能促进 PMTC 牙科临床的标准化，给各位读者带来更大裨益。

2016 年 3 月　内山茂

*增删修改的部分多引自《SPT 与其周边领域的文献考察》（《牙科展望》2014 年 7 月号至 2015 年 2 月号连载）以及《新专业洁牙讲座——从洁牙视角重新思考 SPT》（《牙科治疗》2015 年 4 月号至 2015 年 12 月号连载）

目 录

004 中文版出版寄语一

005 中文版出版寄语二

006 出版感言

007 中文版前言

008 原著前言

1 初级医疗与PMTC

014 1 什么是初级医疗

015 2 牙科疾患是生活习惯病

016 3 大多数牙科医生是初级医疗医生

018 4 初级医疗由团队协作完成

019 5 PMTC是口腔医疗的实践性技术

020 6 从口腔医疗到全身的初级医疗

022 7 细菌生物膜

024 8 PMTC的必要性

3 试试PMTC吧

050 1 开始PMTC之前

051 2 PMTC的基本操作

056 3 活用抛光杯

061 4 抛光弯手机和尖片

064 5 研磨剂的选择

068 6 口腔的清洗(牙周袋的清洗)

072 7 氟化物涂布

073 8 单簇牙刷与其他器材

2 PMTC在SPT中的定位

028 1 牙周治疗少不了后续的SPT

034 2 SPT与护理的深远关系

038 3 SPT的具体内容

044 4 SPT的炎症控制

4 PMTC的临床应用

078 1 初诊时的PMTC

082 2 将PMTC活用于牙周治疗①

085 3 将PMTC活用于牙周治疗②

090 4 对修复体的维护

095 5 对矫正中的牙齿或年轻恒牙的PMTC

098 6 口腔护理

Contents

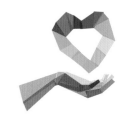

5 PMTC 问与答

106	问与答一
107	问与答二
108	问与答三
108	问与答四
109	问与答五
110	问与答六
112	问与答七
113	问与答八
114	问与答九
115	问与答十

6 PMTC 感悟

118	"我恨他一辈子……"
119	为时已晚的患者
121	此时,护理是必须的
124	父亲的遗言——要为患者着想
125	PMTC 风景
128	好脸和厚颜
129	核电与牙科医疗——在专业诊所进行治疗
131	参考文献
133	后记

延伸阅读

021	观点 从牙科(Dentistry)到口腔医学(Oral Medicine)
023	感悟 与细菌生物膜战斗
025	观点 MI——一切手段都少不了风险
047	观点 要把牙根面弄得多干净呢?
055	观点 逆向思维? 乐观地活下去
067	建议 PMTC是过度保护行为?
071	感悟 好像口中的风景变了……
075	建议 只会模仿就没意思了
081	感悟 北风与太阳 知情同意的润滑油
088	观点 PMTC的原点——除去牙菌斑
089	观点 牙周治疗的战略——利用除去牙菌斑斩断后路
101	感悟 只会治疗不足以为傲
102	感悟 南丁格尔的心
103	结束语 系统性医疗与木桶理论
130	感悟 不要怕"麻烦"

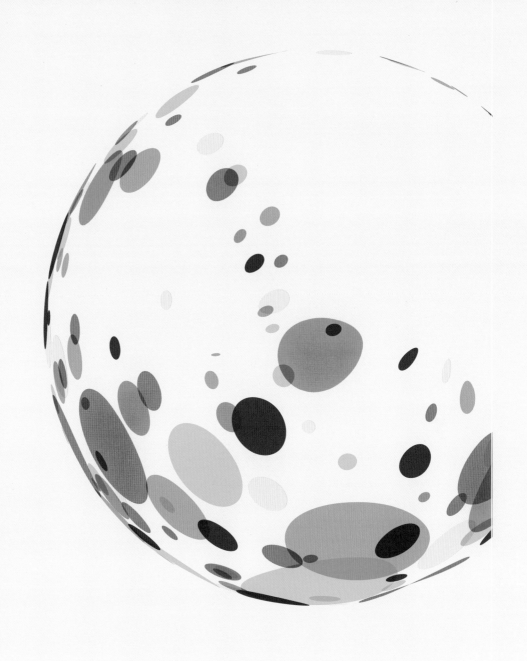

1

初级医疗与PMTC

内山茂

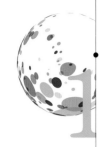

1 什么是初级医疗

日野原重明教授多年来一直强调初级医疗在医疗中的重要性，他对初级医疗的定义如下[1]：

初级医疗是个人或家属最初接触的保健医疗系统。在这个医疗系统中，医生将提供基本的治疗，并与医疗相关的护士以及其他团队协调配合，妥善应对突发疾病，保证患者安全。同时，还要长期关注个人及其家属的日常生活，教育并确保其健康状态处于较高水准。对患有慢性病的患者以及其他残障人士，初级医疗系统有责任指导并鼓励他们乐观地生活。

同时，日野原重明教授也要求初级医疗系统的医生具备如下能力[2]：

① 对普通的常见病具备广泛的理解与处理能力（基本处理能力亦可），同时具备一定程度的急救处理能力。
② 具备基础的临床技能与经验。
③ 遇到自己难以处理的疾病，必须及时给患者介绍更专业的医生或是将患者转入更能应对其病情的医院。
④ 能坚持对疾患或残障的患者进行长期而连续的生活指导与辅助。

简而言之，初级医疗就是以对个人及其家属的健康管理与疾病预防为重心的地方医疗系统。参与初级医疗的医生不光要懂得治疗或是开药，还要具备超越其专业领域的广泛应对能力，譬如在生活上对病患进行长期的指导和援助。

一方面，近代医学在传染病、外科手术、急救措施等领域都取得了重大成果。而另一方面，慢性病、成人病，或与患者的个体差异及生活习惯息息相关的疾病（生活习惯病），问题还尚待解决。

生活习惯病有如下特征：

● 因为每个患者的风险程度和背景不同，即便是同样的病名，即便做了确切的诊疗，同一种治疗方法也难以对所有的患者起效。
● 症状或许类似，但造成其症状的原因可能各有不同。
● 因为病症的引发条件复杂，所以很难找到从根本上预防疾病的确切方法。
● 在治疗某些需日常护理的疾病时，医生经常反复而无意义地使用长期疗效存疑的治疗手段。发生这种情况的原因在于目前医疗系统尚不完善，医生时间有限或是辅助医生的护理团队人手不足。

从以上几点可以看出，对众多疾病特别是对生活习惯病的治疗来说，初级医疗系统尤为重要。

1
2

牙科疾患是生活习惯病

有人说牙科治疗可以看作是毫无止境地堆石子。石子堆起来后会塌，塌了以后还要再重新堆。为了打破这种"治疗"与"复发"的循环，必须将龋齿与牙周炎等很容易因个体风险差异或生活背景不同而复发的疾病看成"生活习惯病"。

"是否没有按照统一标准对所有症状进行治疗？""是否打着'早期治疗'的旗号进行了过度的治疗？""明明修复技术已经很精密，为什么龋齿复发率还是那么高？""重度牙周炎不能根治的理由是什么？"……我们有必要停下来，思考自己曾进行过的牙科治疗的依据。

今后牙科医疗不能仅仅对极具生活习惯病特征的龋齿与牙周炎进行暂时的治疗，还要尽可能地预防其原因——细菌感染；要从患者个人的年龄段[3]、生活习惯或者个体差异来重新判断其风险级别[4,5]；要分析每个患者的发病以及病情发展的背景；要想办法长久性地遏制病情发展。基于此，我们首先应考虑在自己的医院努力创造一个适用于长期口腔护理与医疗的医疗系统。这一点是很重要的。

关 键 词

生活习惯病

由饮食习惯、运动习惯、养生习惯，以及吸烟、饮酒等各种生活习惯导致发病或病情恶化的症候群。

【公众卫生审议会成人病对策部会，1996】

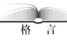

格 言

Book Review

有时去治愈，常常去帮助，总是去安慰。

这是16世纪法国外科医生安布鲁瓦兹·帕雷的名言，它阐述了什么是好的医疗。这句话也经常在日野原教授的著作中出现。

【日野原重明：医学的艺术. 中央法规，1987】

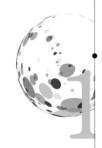

1
3

大多数牙科医生是初级医疗医生

在读者之中，恐怕有不少人有如下经历：怀着某种期待去旁听从海外学习先进技术后归来的讲师的课程，忽然对自己与"临床"的领域沟壑产生了无奈感与挫败感。

在过去的很长一段时间内，牙科医生的毕业后进修对于"填补金字塔形教育的空白，开拓学生视野"，对于培养临床医生具有非常重要的意义。然而实际上，接受培训的牙科医生虽然大多数属于初级医疗（牙科）医生，但培训的内容往往是在二级医疗或是三级医疗中才可能派上用场的、非常专业的知识和技术。

特别是在地方医疗机构中，着重于维护患者健康的"初级医疗式思考"理念才是牙科医生应该优先学习的。对医生来说，考虑医院在预防、治疗、管理等各个方面的平衡，不偏向某特定领域，对广泛的领域拥有一定程度的医疗技术才是最重要的。我们不能被看似光鲜的高精尖技术所迷惑。

负责初级医疗的牙科医生并没有必要去学习一些目前还没有被论证为有效的先进技术，或是进行一些极窄领域的学习与研究。遇到自己应付不了的患者，牙科医生应该给患者介绍更专业的医院，将他们交给更熟悉特定领域的牙科医生。

为此，我们希望构建一个一般牙科医生（保健医生/初级医疗医生[6,7]）与各专业领域拥有高精尖技术的牙科医生之间互相尊敬、互相配合的地方医疗系统。

牙科的初级医疗

这是个人及其家属最初接触的口腔保健医疗。在这个医疗系统中，牙科医生会给患者提供基本的服务，会与洁牙师等其他团队一起配合，妥善应对突发疾病，保证患者的安全。同时，牙科初级医疗系统还要长期关注患者个人及其家属的日常生活，教育并确保其健康状态处于较高水准。对患有慢性病的患者以及其他残障人士，初级医疗系统有责任指导并鼓励他们乐观地生活下去。

引用并改编自《牙科的初级医疗》文献 1

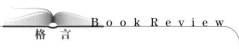

格 言　　Book Review

治疗与护理

"从事初级医疗的人，都是医学界最底层的人物，是医学界的二等公民"——这种偏见是很不现实甚至很疯狂的。

面对患者时，我们不可能将治疗和护理分开。这两者缺一不可。过度的护理和过度的治疗同样会导致不好的结果。不到位的护理或治疗同理。

【约翰·福莱: 初级医疗为何物——对医疗的新探索. 医学书院,1981】

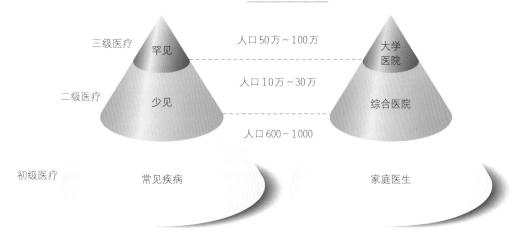

医疗系统的分类

三级医疗　罕见　　人口50万～100万　　大学医院

二级医疗　少见　　人口10万～30万　　综合医院

初级医疗　常见疾病　人口600～1000　　家庭医生

图1-1　医疗系统的分类。医疗系统分为初级医疗、二级医疗以及三级医疗。三级医疗是指在大学医院或是专科医院使用极其特殊的设备对极其特殊的疾病进行治疗的医疗活动。二级医疗是指在综合医院，由拥有较高知识水平的医生或医疗团队主持的医疗活动。它们的基础便是初级医疗，初级医疗通常是指在一般诊所或是私人医院进行的医疗活动[8]。初级医疗并不比其他级别的医疗低一个档次。

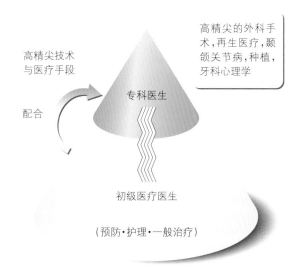

牙科医疗中初级医疗的地位

高精尖技术与医疗手段

配合

专科医生

高精尖的外科手术，再生医疗，颞颌关节病，种植，牙科心理学

初级医疗医生

（预防·护理·一般治疗）

图1-2　牙科医疗中初级医疗的地位。我们希望构建一个初级医疗牙科医生与各专业领域拥有高精尖技术的牙科医生之间互相尊敬、互相配合的地方医疗系统。

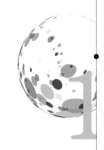

1

4

初级医疗由团队协作完成

如果将初级医疗简单分为治疗层面和护理层面的医疗，那么治疗层面的医疗应包括有助于疾病治愈的基本治疗行为，以及对发病风险较高的患者进行的预防管理措施。而护理层面的医疗则应包括缓解患者痛苦、对患者实施精神援助、帮助患者自立、提高其生活质量等。

一个成功的初级医疗本该需要医生与其团队有足够的了解和信任[9]，并在此基础上各司其职。

然而遗憾的是，在日本，医生将大多数分工揽在自己身上的情况十分严重[10]，初级医疗并没有被充分实施。

牙科也有同样的倾向。很显然，牙科医生仅凭自己的力量无法应付重度的牙周炎或患龋风险极高的患者的口腔医疗。然而他们却往往独自肩负重担。因此，其诊断或治疗的水准可能会出现"波动"。

比如，对于重度的牙周炎或是严重的口腔干燥症来说，治疗应该处于辅助地位，具有"看护"意义的护理才是起主导作用的。对于此类疾病，进行过度的"治疗"，或是过度热心于指导患者进行自助护理而忽视应有治疗的情况时有发生。

为了避免这样的情况发生，在牙科层面，大家必须明确责任，各司其职，决定好由谁、什么时候、进行怎样的治疗或护理。我想，是时候让牙科医生从大部分初级医疗的工作中解放出来，将这些工作委托给与其合作的洁牙师了。

为此，相关部门必须完善并扩大洁牙师业务范围的法律，并让洁牙师拥有更明确的职业定位[11]。

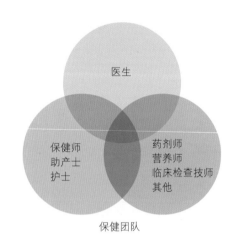

图1-3 初级医疗中的团队协作[12]
今后的医疗将不会以医生为中心展开，而是由保健师、护士、助产士和病案工作者、营养师、药剂师及其他工作者共同完成。从事医疗行业的所有人被称为保健团队，其重要性和医生等同。

表1-1 牙医在初级医疗中的任务分配

治疗层面(牙科医生) ➡有利于治愈疾病的治疗行为
预防·管理层面(洁牙师) ➡防患于未然的预防行为 ➡遏制病情发展的管理行为
护理层面(洁牙师) ➡缓解病患痛苦,施以精神援助,让病患自立并提高生活质量的行为

PMTC 是口腔医疗的实践性技术

为了让牙科成为真正意义上的"初级医疗"，必须让患者自主定期地来医院护理牙齿。然而一般来说，病情一有好转，患者来医院的意愿就会大幅消退。我想大多数心系疾病预防与管理工作的诊所都被这种患者不能坚持来诊所的情况所困扰。为了解决这个问题，我们首先要尽可能消除人们心中对牙科医院的负面印象。

从这个角度来说，以"PMTC 后有爽快感与舒适感"为一大亮点的 PMTC 正是非常有效的解决手段。由经验丰富的洁牙师进行确切的 PMTC 后，患者会有很棒的体验。只有利用这个手段，患者才会增加定期来医院的意愿，并以此为契机实现更成功的初级医疗。

从临床角度来说，"清洁口腔的一切行为"都可以叫作 PMTC。但是系统化、规范化的 PMTC 使患者的"回头率"有了显著提高。患者不仅口腔内的环境变得清洁，就诊时的心情也变得很愉悦。甚至有不少患重度牙周炎的患者自述"牙龈不肿胀了，能嚼东西了"。

而且，"从医院层面持续管理患者"的想法也大幅度改变了医护人员的工作态度。越来越多的医护人员有了"我想终身治疗这个患者"的决心，并更容易在反复多次的初级医疗活动中，发现各个患者除口腔疾病之外的问题与障碍。这也算是意外的收获。

现在对我们来说，PMTC 已经成为诊疗之中不可或缺的医疗活动，是口腔医疗中必不可少的一个环节。

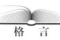

Book Review

格 言

熵增法则

"能量会自发地从有序态转变为无序态"——这正是被大家所熟知的热力学第二定律。将它套用在生命上，便是"活着的生命体将会自发地向熵增大的方向转变，不断接近死亡（熵最大的时刻）"（中村雄二郎：术语集，岩波新书，1984）。

医疗，特别是牙科医疗，可以说是对熵增法则的反抗。PMTC 是否能稍微阻止永不停歇的口腔内熵增呢？

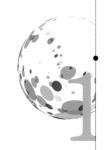

6

从口腔医疗到全身的初级医疗

纵观现今的牙科杂志专栏或是演讲会、研修会的动向便不难发现，一方面，关于部分专业技术、新材料、新技术等的研究仍然很多。另一方面，"咬合不良给全身带来的影响""牙周炎及口腔干燥症与全身疾病的关联性"或是"高龄患者的误吸性肺炎"等属于牙科领域与常规医学领域交叉点的研究也渐渐多了起来。

然而，具体的病例或是临床报告依旧匮乏。原因在于，"通过长期的口腔护理来影响全身的健康"这种理念在目前的牙科医疗中还不成熟。

通过 PMTC、口腔清洁以及使用各种中药含漱剂等技术的应用 [13] 来重新评估医院的口腔护理系统，不仅有利于各种全身疾患患者的保健，还可以拓展牙科医疗在新的初级医疗领域的可能性。这些新领域也许至今仍被常规的医学所忽视。

牙科医疗的主流从以往的"被限制于牙科领域"逐渐变成"全身性的初级医疗"。这就是所谓的"时代的潮流"。牙科医生与洁牙师有必要学习并钻研自己专业以外的知识技术。而行政教育部门则有必要创造支持他们的系统（将疾病的预防和管理纳入保险行政等的评估之中、培养拥有宽广视野的专业初级医疗医生等等）。

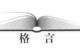

Book Review

格 言

偏执症与类精神分裂症

偏执症和类精神分裂症都是精神分裂的类型,但德勒兹和瓜塔里(后结构主义)将它看成是能概括性描述人类思想与行动的类型。也就是说,信奉某个教条,排除打压不信奉这个教条的人的一类人是偏执型。而讨厌整体与统一,思想相对古怪而偏激的一类人则是类精神分裂型。类精神分裂型认同多个思想与行动原则的共存,有多元主义或宽容的精神。

浅田彰在《什么才是科学方法》(中公新书)中说道:"近代科学中,对现有理论体系的解体—再生过程比现有理论体系本身重要,由此创造出新的规范的过程,才是近代科学的范式。"本书所阐述的对护理与治疗要"两手抓、两手硬"的理念,或许会让偏向偏执型的牙科医疗展现出"精神分裂"的一面。

【浅田彰:逃走论——小分裂者的冒险. 筑摩书房,1984】

从牙科(Dentistry)到口腔医学(Oral Medicine)

目前,围手术期的口腔医疗备受瞩目。手术周期大体分入院、麻醉、手术、恢复这四个阶段,这个周期不光包括手术本身,还包括手术前后的一部分时间。对此周期的护理被称为"围手术期护理"。2009年千叶大学阿久津[14,15]曾报告说在这个时期中适当进行口腔护理能大幅度减轻肺炎等一系列术后并发症。此后,类似的报告也陆续出现在全身医学领域中[16~24]。

外科手术时的气管内插管操作是将导管直接从口腔通入肺部,在手术前降低口腔内的细菌数量是预防感染的必需措施。外科医生们恐怕是刚刚才意识到这个如此简单的问题吧!

与之类似,口腔护理与预防误吸性肺炎的关系的相关研究不仅在牙科领域[25,26],在全身医学领域也有报告[27,28]。这个领域已经跨越了常规的牙科医疗范畴,开始向"窥一口而知全身"的口腔医学扩展,渐渐实现牙科与全身医学的连通。

表1-2是大学医院的内科、皮肤科医生以PMTC为目的介绍给内山牙科医院的患者的疾病名称。在惊讶原来有那么多患者需要口腔护理的同时,我也在感叹全身医学领域的医生对口腔护理的关心程度之高。尤其是对类风湿性关节炎患者而言,现在口腔护理已经成为了类风湿性关节炎不可缺少的治疗手段之一。理由有很多,而最关键的理由是患者免疫功能低下,需要有比平常更加卫生而清洁的口腔环境。

随着日本迎来超高龄社会,全身医学对牙科的期待与依赖将会渐渐增大。为了回应这样的期待,牙科界必须要尽快创造出"无论谁都能进行高质量的口腔护理"的环境,比如完善PMTC(PTC)以及口腔清洁技术,教授各种凝胶与含漱剂[28]的使用方法等。现在已经不是牙科和全身医学对立的时候了。牙科需要在保持其独立性的同时,渐渐发展为牙医们以内科视角关怀患者,而预防感染以及提高患者生活质量的"口腔科"。这也是所谓的"时代的潮流"。牙科医生与洁牙师有必要学习并钻研自己专业以外的知识技术,而行政教育部门则有必要创造支援他们的系统(将口腔护理纳入保险行政等的评估之中、培养拥有宽广视野的口腔科医生,等等)。

表1-2 被介绍来内山牙科诊所进行PMTC的患者的疾病名称

类风湿性关节炎	贝赛特氏症	全身性红斑狼疮	高血压
干燥综合征	结节病	突发性血小板减少症	肾功能不全
帕金森病	骨质疏松	口腔癌	糖尿病
掌跖脓疱病	眼膜炎	反流性食道炎	硬皮病
心脏瓣膜病	紫斑病	误吸性肺炎	口腔干燥症

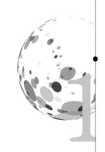

7

细菌生物膜

▌细菌在口腔中难以生存？

口腔环境温润并且富含营养，细菌能很快在其中繁殖并且搞破坏，口腔对细菌来说是绝佳的繁殖地……大家是这么想的吗？

其实，根据细菌学家的观点，口腔环境对龋齿、牙周炎的致病性恶性细菌来说是很苛刻的生存环境。

唾液和体液中的病原微生物比我们想象中的要多得多，并且细菌很容易流入消化系统，并最终被胃里的强酸所消灭。牙缝等地方已经被其他的细菌所占领，如果龋齿、牙周炎的致病性细菌接近牙龈，并且还处于浮游状态的话，那么它们很快就会被人体的免疫细胞所吞噬。

那它们究竟是如何存活的呢？

▌细菌生物膜是什么？

细菌生物膜让细菌们发挥出它们的真本事，它们用非常巧妙的办法附着在牙齿表面。

首先，它们想到了拉其他细菌入伙。用自己产生的多糖体将其他细菌包裹在其中，在内部建立复杂的营养通路，构筑起能让细菌共同繁荣的一种细菌菌落。

正巧，口腔中有能让这种菌落附着的硬组织表面——"太好了，我们就在这里安家吧！"

就这样，牙齿和牙龈表面成为了致病性细菌的栖息地。

菌落会渐渐扩张，形成多糖体、细菌及其代谢产物的集合体，这种集合体就被称为细菌生物膜（图1-4）。

在牙齿和牙龈上作祟的脏东西，其实正是细菌生物膜。细菌通过这层盔甲，在口腔这个苛刻的环境中坚强地活着……真是不容小觑的敌人。

▌龋齿与牙周炎的真面目

生物膜一旦形成，细菌就处于被埋入多糖体以及其他代谢产物之中的状态。即便是营养条件很差，它们也能活下去。并且，这样的生存形态从物理角度来看，能够抵御抗生物质和抗菌剂。不仅如此，它们还对人体免疫系统的攻击有抵抗力。

如果从生物膜的角度来理解龋齿和牙周炎，那么龋齿便可被定义为滞留在生物膜内部的酸直接腐蚀牙齿所造成的牙齿损坏；而牙周炎则是人体的免疫细胞无法吞噬细菌生物膜，在局部释放出分解酶而引发的软组织及硬组织损伤。

顺带一提，这样的生物膜也存在于如心脏起搏器、尿路及血管内导管等之上，是造成体内感染的原因之一。

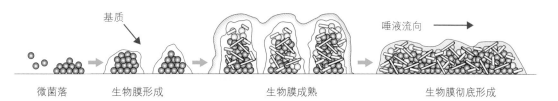

变形链球菌
变形链球菌以外的各种细菌

基质

唾液流向

微菌落　　　生物膜形成　　　　生物膜成熟　　　　生物膜彻底形成

图1-4　细菌生物膜的形成[29]

与细菌生物膜战斗

有部电影名叫《超能敢死队》，说的是以纽约为舞台的除灵战队的故事。在影片中，专业的除灵团队利用各种各样的武器与拥有强大力量的鬼魂做斗争。

不知道我这个类比对不对——对风险较高的患者来说，想要与龋齿和牙周炎病菌（细菌生物膜）做斗争，"牙菌敢死队"这一强有力的助力是必不可少的。

敌人（细菌）生存在储备有丰富营养的要塞中，水攻或是消耗粮食的策略对它们完全不能起效。这些敌人（细菌）们穿着拥有超强黏附力的铠甲，并且它们数以千亿计。

为了守护弱小的患者，为了救患者于水火之中，我们该如何突破那坚固的要塞呢？电影里用了各种火器或是烈性药物，但这次的舞台是在人体内，所以我们不能使用这样极端的手段。我们能使用的，只有能在不伤害人体的情况下选择性地将细菌摘除的手段。如何利用手中的武器将成为决胜的关键。这时候就要靠我们的耐心与技术了。

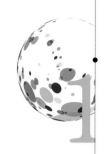

1 8

PMTC 的必要性

▌刷牙能解决的问题是有限的

看了前一小节想必大家都知道，对同样是细菌集合体的牙菌斑，我们还要将它们细分为"在牙齿表面附近浮游的微菌落"以及"在牙体硬组织表面附着的生物膜状菌落"两类，然后分开讨论。

刷牙能去除的只有浮游状态的微菌落。被多糖体包裹的、成熟的微菌落——细菌生物膜是不会被轻易刷走的。

没错，"刷牙"——这个我们一直信赖的有效预防手段其实是有它的局限的。刷牙时就算是使用了好的含漱剂或是添加了抗菌剂的牙膏，都不能对拥有菌斑生物膜这一天然屏障的细菌造成伤害。

要想消灭这些细菌，只有闯入它们的大本营乱搅一通。也就是说，只能定期去牙科医院让洁牙师给你做 PMTC[30]。

没有医生会对受了伤的病人说"你自己去把伤口的细菌洗干净"。因为，没有人会比医生和护士更了解该如何无害并无痛地清洗伤口。确实，牙科疾病都有慢性病的特征，但要是牙科医护人员都有"要定期为患者洗伤口，洗掉脏东西"的意识的话，控制细菌数量的成果恐怕会更显著。

或许还是希波克拉底说得好——"医疗的原点是治愈"。

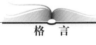

Book Review

格 言

我看重经验的积累……懦弱与铤而走险源于经验的缺失。懦弱即是无知，铤而走险则体现手段的拙劣与匮乏。

这是"医学之父"希波克拉底的话。他还说过："在积累临床经验的过程中，我发现抵抗疾病的是患者个人的自愈能力，我们医生不过是在辅助它。"这和初级医疗以及最近很火的 MI 有千丝万缕的联系，是一句古老而有新意的话。

【荒井保夫：医生的名言. 中央公论新社, 1999】

MI——一切手段都少不了风险

基于公元 2000 年 FDI（国际牙科联盟）所提倡的 MI（Minimal Intervention，最小干预）的牙科医疗如今备受瞩目。它反省了以往医疗"过度"的一面，其理念展现了极大魅力。但是想要在临床层面实践这一理念，则需要对每个患者进行风险评估与分析。

有人说，PMTC 是站在 MI 最前沿的技术。但其实 PMTC 并不是 MI，它只是辅助 MI 的一种手段。

与龋齿发病有关的风险多得数不清，想要将所有的数据都记录下来并进行分析是不可能的。所以，为了实践 MI 的理念，牙科医生必须要通过定期的牙齿清洁护理，频繁而谨慎地判断患者的潜在风险。

任何人在自己的身体抱恙时都会联想起各种各样的原因，但我们也不得不通过有限的线索寻找解决办法。在处理工作与家庭事务，甚至是面临人生选择的时候，我们也只能通过自己的经验与现有信息选择自己该走的路。同样，牙科医生也有责任在与患者的长期交往中，根据实际情况，时刻给他们提供牙科领域层面最好的解决方案。

MI 并不是在所有情况下都能通用。根据风险状况，我们有时需要更加有力的处置（或是护理）。如果这时候判断错误，那就只能说 MI 本身是一把"双刃剑"了。为了追求风险的"最小化"，而贸然使用治疗效果"小"的治疗手段可能会带来更大的危险。

一切手段都无法避免风险。我们有必要通过极具魅力的 MI 理念仔细反思一下所谓的"风险"为何物。

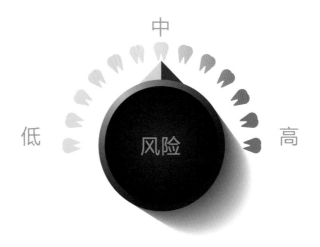

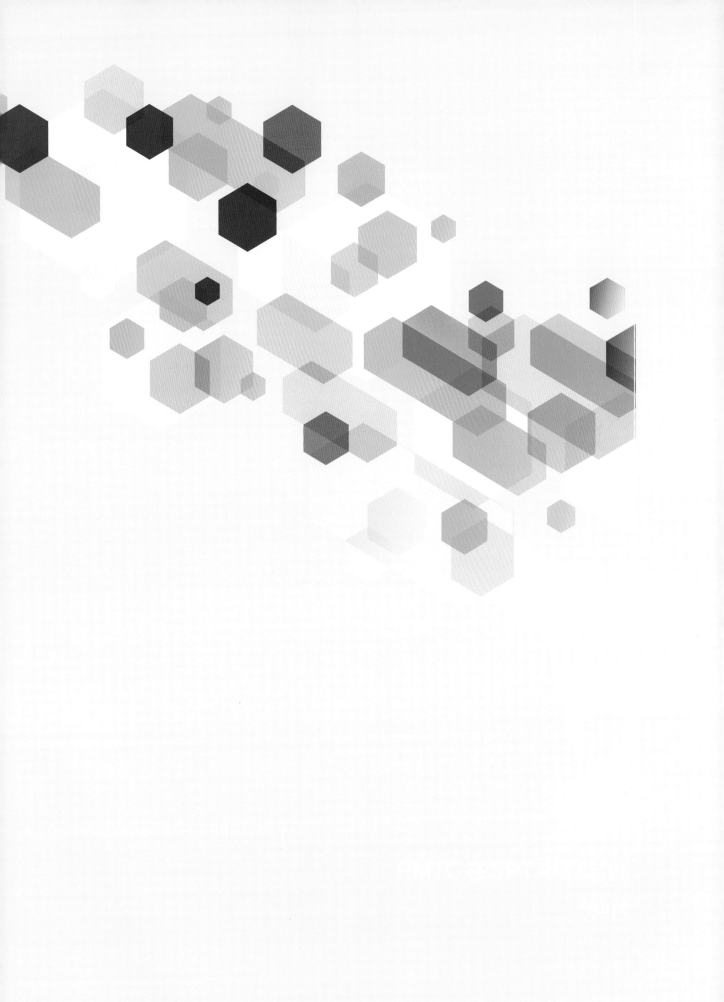

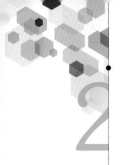

牙周治疗少不了后续的SPT

牙科医疗正走向何方

在古老的江户时代，牙科医生被称作"口腔医师"。他们不仅治疗牙齿，还综合治疗口腔以及与口腔相关的全身疾病。进入明治时代后，西洋饮食文化逐渐渗透，儿童患龋齿和成人患齿槽脓肿的概率大大增加。牙科医生开始从"口腔医生"向"牙医"极端化发展（镶假牙、治疗龋齿等）。

这之后大约一百年，随着疾病构造与健康意识的演变，牙科总算又回到其原点——口腔医学，也就是"口腔科"了。这具体体现在以下方面："探讨牙周病与全身疾患的关系""误吸性肺炎的发病率增高与人口老龄化的关系""癌症手术期间的口腔护理""对口腔干燥症、类风湿性关节炎等自身免疫疾病的患者进行口腔护理"等。新时代的牙科医生和洁牙师有必要掌握跨越传统牙科领域的各种知识与技术。

我自己也在多年的演讲活动中接触到各种各样的人，感觉到"牙科"将会在不久的将来演变成"口腔医学"。这就是所谓的"时代的潮流"。说一个大家可能不太了解的事实，在国立大学中，拥有附属医院的牙科学部只剩下东京医科齿科大学与大阪大学两所大学了。在除此之外的大学医院，牙科并没有独立出来。

老龄化社会逐渐向我们走来，牙科医生也无法独善其身。牙科医生在保持其专业独立性的同时，应以内科医生的视角去关怀患者，与其他医护人员协作，以预防感染、提高患者生活质量为目的，而不再是单纯从事过去的"牙科"的工作。

SPT需要后续的感染控制

在这个时代大背景下，SPT（Supportive Periodontal Therapy）再度成为瞩目的焦点。如各位所知，SPT就是"积极牙周治疗之后开始的治疗（牙周维持疗法）"。乍一看这和我之前所说的"口腔医学"的潮流没有直接关系，但从预防感染和感染控制的角度来说，这两者几乎没什么不同。也就是说，通过口腔来预防全身疾病的是"口腔科"，而在牙周治疗后防止牙周组织再度感染的是"SPT"。这两者的聚焦点都在疾病的基本原因——"细菌"。

1996年，Offenbacher提出了牙周医学的概念，指出"牙周治疗及其后续的SPT不仅能持续预防牙周病菌的感染，防止牙周病的复发与恶化，还能降低口腔内细菌引发的各种全身疾患的风险"[1]。从广义上讲，这也是"牙科"向"口腔医学"转变的一个重大标志。

看了图2-1后，想必大家都能明白牙科治疗离不开后续的感染控制，特别是属于细菌感染类疾病的牙周炎。如果不进行感染控制的话，任何牙科治疗都是空谈。SPT正是支撑治疗的关键。

曾经有人说牙科治疗是毫无止境地堆石子。石子堆起来后就会塌，塌了以后要再重新堆。为了打破这种"治疗"与"复发"的循环,我们不仅要修复丧失的组织,还要注意将根本病因——细菌除去。当然,患者的自助护理是非常重要的细菌控制手段,由于"容易复发",所以"风险也高"。为了保证口腔的长期健康,自助护理与专业护理应相辅相成。

"关注每个风险""旨在降低风险的后续护理系统"以及"支撑其系统的精湛专业护理技巧"——这三者是 SPT 成功的关键。SPT 中的"Supportive"有"专业人士关怀、治愈、支持患者"的意思,请大家牢记于心。

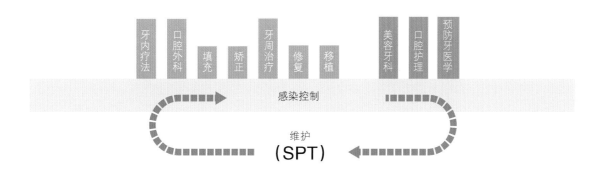

图2-1 牙科治疗少不了后续的感染控制

——— 关 键 词 ———

SPT 的定义

　　SPT 是指在牙周基础治疗、牙周外科治疗、修复治疗后,将牙周组织维持在稳定状态的治疗。它以牙菌斑控制、刮治术、根面平整术、咬合调整为治疗主体。

【特定非营利活动法人日本牙周病学会:牙周病专门用语集. 医齿药出版,东京,2007】

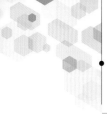

SPT 在牙周治疗中的定位

"SPT"这个名词出自1989年美国牙周病学会（AAP: American Academy of Periodontology）的共识报告。在报告中，SPT被定义为"积极牙周治疗后开始的治疗"，也就是"牙周治疗后的维护"。但是纵观之后的海外论文，SPT并没有成为统一用语，"Periodontal Maintenance"或是"Periodontal Recall"等名词依旧很流行。

仔细阅读论文就会发现，SPT这个词往往是在强调专业人士的支持或是积极牙周治疗的后续治疗时出现。那么日语译名"牙周维持疗法"应该算是妥当吧。

日本牙周医学会将SPT定义为"在牙周基础治疗、牙周外科治疗、修复治疗后，将牙周组织维持在稳定状态的治疗"。同时，"维护"被定义为"确保牙周组织在治愈之后长期保持健康状态的健康管理措施"，并被与SPT区分开来。牙周治疗的基本流程如图2-2所示。

不用说，牙周病虽然是传染病，但它极具生活习惯病的特征；表面看似乎是治好了，但只要患者的风险提高便会复发，难以根治。因此，一般的牙科医院很难将牙周病诊治到"治愈"的阶段。所以能维持病情稳定甚至改善病情的SPT是必需的。顺带一提，在前文所说的AAP共识报告中还有这样一段话："SPT不光适用于牙周治疗后的维护，还适用于因身体状态或其他原因无法接受牙周外科手术的患者。"

牙周治疗有"积极治疗"与"SPT"两个方面

Lindhe等的最新教科书中将牙周病看作传染病，所以他们使用"Infection Control"这个名词，而非"Plaque Control"。同时，他们明确地将牙周治疗分为两部分：积极治疗（包括基础治疗、附加治疗以及重建治疗三个部分）及支持与护理（SPT）（图2-3）[2]。

要点是：

① 将外科治疗定位为感染控制的附加治疗。

② 只有感染控制成功后，牙周组织的再生、移植、咬合、修复等重建治疗才有可能实施。

③ SPT不光是在治疗领域，在支持与护理领域也占有一席之地。

④ 一切治疗都基于患者本身的风险评估。

希望与本书的主题"护理之心"有关联的"Supportive Care"一词能得到大家的重视。

— 关 键 词 —

美国牙周病学会对SPT的定义

美国牙周病学会将SPT定义为：动态牙周治疗后开始的治疗。SPT不光适用于牙周治疗后的维护，还适用于因身体状态或其他原因无法接受牙周外科手术的患者。

【美国牙周病学会：AAP牙周治疗法之共识. Quiutessence出版,东京,1989】

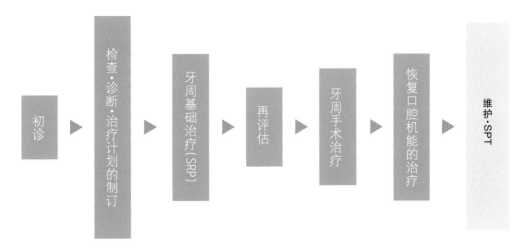

图2-2 日本牙周医学会指定的牙周治疗流程

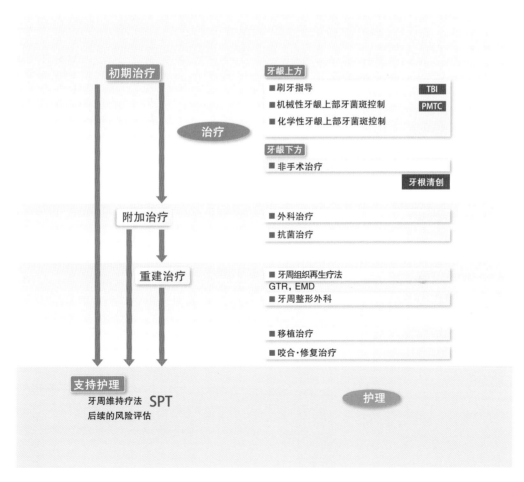

图2-3 Lindhe等的牙周治疗流程[2]
请注意SPT不光是在治疗领域,在支持护理领域也占有一席之地。

请小心"看起来像是治好了"

进行刮治与牙根面平整处理后，牙石和生物膜状的牙菌斑被去除，牙根变得光滑，牙周袋也处于清洁状态。这时，在结缔组织与骨再生之前，上皮会从上往下朝牙周袋爬行，让人错以为病症治愈了。其实，上皮只是与牙骨质贴在一起，很容易被剥开。这种状态被称为"长上皮性附着/长结合上皮"（图2-4-①）。

理想状态是结缔组织与骨在上皮附着之前再生。能实现这种理想状态的是EGR与GTR等再生医疗手段（图2-4-②）。但就算不用这种特殊的治疗手段，长期的后续SPT治疗也能够维持较好的状态。同时，也有文献说"长时间的长上皮性附着会转化为结缔组织性附着"（图2-5）[3]。

牙周病患者一不小心就会将长上皮性附着破坏。这时，只要在牙周袋再次形成之前进行SPT（在牙龈上方用PMTC，牙龈下方用牙周清创术便能让附着部分更加紧贴（图2-6~图2-8）。

图2-9是利用各种技术稳定口腔状态15年的患者的口腔。可以看出患者的状态非常好，疾病得到了控制。

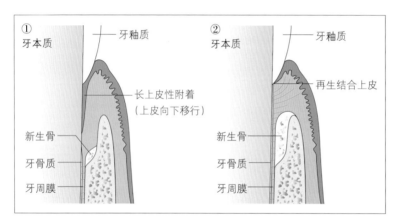

① 常规牙周治疗后，牙周通过长上皮性附着治愈（修复）。
* 本图是以SRP等非手术疗法以及一部分手术疗法（组织附着疗法）为前提。手术疗法是人为切除牙龈，以此造成牙龈萎缩。缩小牙周袋的切除疗法和外科手术疗法的治愈模型与本图不同[4]。
② 理想的牙周组织再生。利用再生医疗能获此治愈状态。

图2-4 牙周治疗后的不同治愈模型

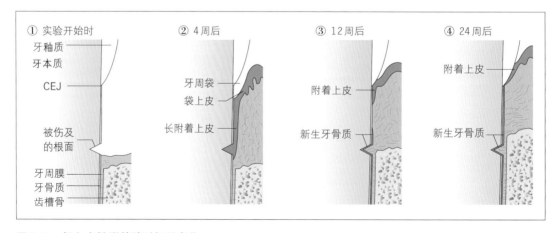

图2-5 长上皮性附着随时间的变化

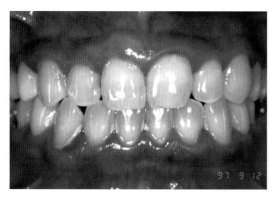

图2-6　40岁，女性，初诊时的口腔状态（1997.9）
全颌牙龈红肿，牙龈上下方都有牙石。

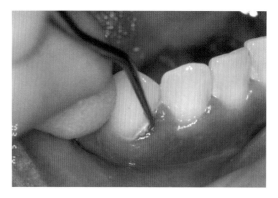

图2-7　以数月为间隔实行的SPT后续治疗
进行牙周清创（Debridement）时，要注意刮匙的尖端部分的位置与角度，以防伤到牙骨质。若发现有牙石沉积就进行SRP。

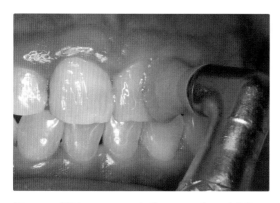

图2-8　利用PMTC尽可能使牙面、牙根面光滑润泽
根据情况，可以对牙周袋进行清洗或氟化物涂布。

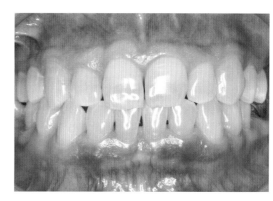

图2-9　初诊18年后的口腔状态（2015.10）
后续SPT能在不使用再生疗法和牙周外科手术治疗的情况下维持牙周组织的良好状态。

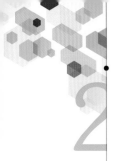

SPT 与护理的深远关系

■ "认清自助护理的极限"的视角

想要持续进行 SPT，我们有必要让患者感受到治疗成果。这时，我们不要忘了从"认清自助护理的极限"出发。

大家通常会认为刷牙遏制了牙菌斑的生长。确实，"患者自己守护自己的身体"这种想法很正确。偏好于依赖过度的专业医疗（过度的治疗、检查、用药等）的现代医疗有很多弊病。

然而实际上，在牙科临床方面，患者很难"通过口腔联想到全身健康"，并养成"通过刷牙等自助护理手段守护自己的身体"的健康观。因此，我们有必要降低一点难度。

当然，刷牙也能除去部分细菌，但是细菌生物膜状态的成熟菌斑是不能被简单刷除的。细菌生物膜就是"各种细菌集结成菌落附着在硬组织界面上的状态"。我们在桥底下或是排水沟看到的黏糊糊的东西也是一种细菌生物膜，刷牙不可能将这种东西去除（参照 P18）。将这种不能通过物理方法去除的东西归咎于"刷牙不认真"正是 SPT 持续不下去的重大原因。

对 SPT 来说，分清牙菌斑处于何种成熟状态是极为关键的。因为对状态的判断决定了具体进行何种治疗。如果牙菌斑的形成处于初级阶段，那么用牙刷或含漱剂就够了。但如果牙菌斑已长成为细菌生物膜，那么这些方法就不那么有效了（图 2-10）。

重要的是认清自助护理的极限，以专业护理来支持患者，实现自助护理与专业护理的平衡（图 2-11）。请时刻记住 SPT 中的"Supportive"有这层意思。

■ SPT 少不了护理意识（预防与护理的不同）

现在就来说说本书的主题，进行 SPT 时必不可少的"护理意识"。

不光是牙周的治疗，一切牙科健康维护行为都需要重视"护理"而非"预防"。一方面，预防就是"未雨绸缪"，但是总有那么一些天生风险就很高的患者，也就是所谓的"贵人出门多风雨"。从我的经验来看，对这样的患者强调预防是没有多大意义的。另一方面，"护理"是给被雨淋的患者"撑伞"的行为。护理能利用其多样性应对各种情况。

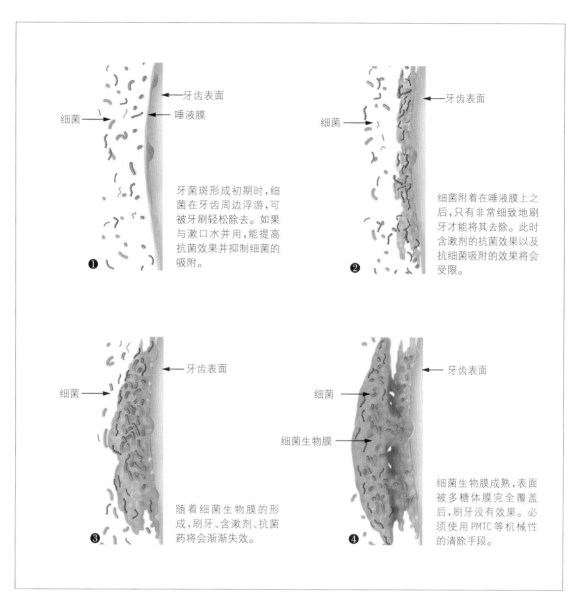

牙齿表面

细菌 → ← 唾液膜

牙菌斑形成初期时,细菌在牙齿周边浮游,可被牙刷轻松除去。如果与漱口水并用,能提高抗菌效果并抑制细菌的吸附。

❶

牙齿表面

细菌 →

细菌附着在唾液膜上之后,只有非常细致地刷牙才能将其去除。此时含漱剂的抗菌效果以及抗细菌吸附的效果将会受限。

❷

牙齿表面

细菌 →

随着细菌生物膜的形成,刷牙、含漱剂、抗菌药将会渐渐失效。

❸

牙齿表面

细菌 →

细菌生物膜 →

细菌生物膜成熟,表面被多糖体膜完全覆盖后,刷牙没有效果。必须使用PMTC等机械性的清除手段。

❹

图2-10　细菌生物膜的成熟过程[5]

对SPT来说,分清牙菌斑处于何种成熟状态是极为关键的。因为对状态的判断决定了具体进行何种治疗。

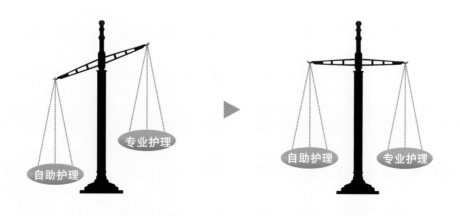

专业护理

自助护理

自助护理

专业护理

图2-11　自助护理与专业护理的平衡很重要

在牙科领域，"预防"因为太过"理所应当"，所以有些教条化。理想总是过于耀眼，将贸然接近它的人耍得团团转。

如果将"预防"换成"护理"的话，我们又能看到什么呢？虽然在不同状况下有不同解释，但总之"预防"听起来要求就特别高。如果将预防变为"关注和维护患者健康"这样柔和的意思，那么其在临床上的可能性将会扩大。而且，从结果而言这会促进患者来院，开拓出"预防"的新天地。在时代潮流中陷入停滞状态的牙科预防或许也将迎来重大转变。

牙周病是护理型疾病（治疗和护理的不同）

如果用癌症来举例的话，对癌症晚期（阶段 4）的患者，我们与其侧重于治疗，不如侧重能缓和其身心痛苦的护理。如果是癌症早期阶段（阶段 1）的话，当然是治疗为主（图 2-12）。

还有一个例子就是"生活习惯病"。传染病、肿瘤等病都是能通过某种治疗手段治好的"治疗型疾病"。而糖尿病、高血压这类生活习惯病则是难以根治的"护理型疾病"。治疗与护理的目标都是提升生命质量［Quality of Life（QOL）］，但是对"Life"的解读并不同。对治疗型疾病来说，"Life"等于生命，然而对于护理型疾病来说，"Life"等于生活（图 2-13）。

牙周病到底属于哪种呢？牙周病也有轻度、中度、重度的分类，同时也是一种生活习惯病。因此，将"护理意识"纳入其治疗过程中是理所应当且必不可少的。并且，负责"护理"的主要是洁牙师，牙科医生则主要负责"治疗"。 也就是说，牙周治疗并不能靠牙科医生孤军奋战，而是要医生与其他医疗团队成员协作，进行团队医疗。如果再加上自助护理的观点的话，牙周病可以说是由患者、牙科医生、其他医疗团队成员三者协调治疗的护理型疾病（图 2-14）。

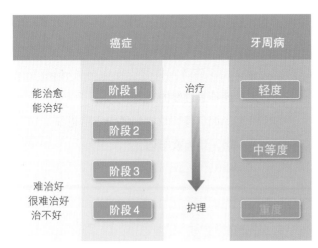

图 2-12 常规医学模型
在常规医学模型中，越是重度的疾病就越需要护理。

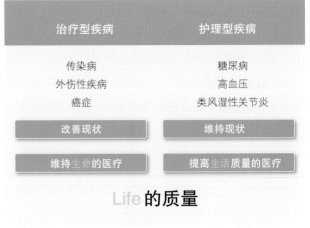

图 2-13 生活习惯病的模型
对生活习惯病中的护理型疾病来说，提高生活质量才是重要的。

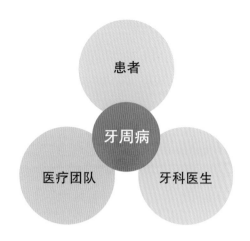

图2-14　牙周病是由患者、牙科医生、其他医疗团队成员三者协调治疗的护理型疾病。

SPT需要从长远的视角评估与应对每个风险

一方面，这世上有很多人随便刷刷牙就能确保自己不得牙周炎。也有很多人通过暂时的治疗就能将疾病扼杀在初期阶段。

另一方面，确实也有很多人对牙周病菌抵抗力较弱，这可能是免疫或遗传的问题，也可能是口腔内各种细菌力量对比的问题。同时，自助护理的水准也可能因生活上或是身体上的原因而降低。在碰上这样的患者时，我们的本领将受到考验。

首先，我们应该先安慰他们一句——"这并不是您的错"。这时患者的表情将会瞬间变成既可以说是显得困惑又可以说是放心了的柔和表情。

"错的不是您，而是威胁您健康的强力细菌。想必您至今为止也很努力了，刷牙也并不是没刷到位。然而情况还是这么糟。也就是说，您口腔内的细菌非常强，强到您仅凭自己的力量无法战胜它。所以接下来就由我们专业人士来帮忙。让我们一起对抗万恶之源——细菌吧。当然，您在家里的刷牙与生活习惯也很重要。我们会对此作出指导，请您以后多加关注"——这类话语将给患者莫大的勇气。在医疗中，有时候"安慰"的话语比"鼓励"更有效。这是专业人士关怀弱者的行为，绝不是过度的宠溺。

从长远的视角评估与应对每个风险是SPT的根本出发点，请大家牢记。

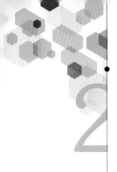

SPT 的具体内容

定期检查能有效保护牙齿——SPT 究竟能帮助牙齿延长多久的寿命

关于"SPT 具体要做什么"的问题，本书将会给出一个世界性的标准。不过在此之前，先让我们从文献中寻找一下有关"SPT 延长牙齿寿命"的报道吧。用"Maintenance""Periodontal""Tooth""Loss"这几个关键词检索文献，我们就能搜到非常多的论文。我选了四篇研究对象较多、考察时间较长的论文，总结如下（表 2-1）：

护理的内容、调查的对象与调查的时长虽有些许不同，但人均失牙数都很低，大约为 0.4~3.6 颗。这个平均值与日本人从 40 岁到 70 岁这 30 年间失去的"10.5 颗牙齿"（根据平成 23 年牙科疾患状态调查报告中的人均牙齿数目，通过 70 岁值与 40 岁值相减得到）比起来，已经算是极低的了。由此便可看出定期的维护对保存牙齿数量有重大意义。同时，从表 2-1-④的论文中可以看出，牙齿维护开始的时间越早，患者失去的牙齿就越少。

在表 2-1-①Hirschfeld 的论文中，调查对象都是牙周病患者，其中最长的维护时间持续了 53 年，由此可以突出牙齿维持的预见性和实证性。在这一报告中，人均失去牙齿的数量在 1.8 颗左右。

表 2-1　SPT 对失牙率的影响[6~9]

主要的报告者（报告年份）	国家/患者数/年龄	回院诊疗时间间隔	持续时间	具体维护项目	人均失牙数
Hirschfeld（1978）①	美国/600人/平均42岁	4~6个月	平均22年	对患者牙龈下方的刮治 咬合诊断与调整 口腔卫生指导	1.8颗
McFall（1982）②	美国/100人/平均43.8岁	3~6个月	平均19年	牙龈上方下方的刮治 牙面抛光 口腔卫生指导 咬合调整、习惯检查 全身疾患的检查 必要的牙周外科治疗	2.6颗
Goldman（1986）③	美国/211人/平均43.8岁	3~6个月	平均22年	牙龈上方下方的刮治 口腔卫生指导（牙刷、牙线、橡胶片） 咬合调整 必要的牙周外科治疗与使用口腔开口器	3.6颗
P. Axelsson（2004）④	瑞典/550人/20~65岁	3~12个月	30年	对自助护理进行专业教育：牙刷、牙间牙刷、牙线、牙签使用指导 洁牙师进行染色、去除牙菌、PMTC 氟化物涂布	0.4~1.8颗

调查开始时有很多重度的牙周炎患者，但疗效却非常理想。其主要理由可能有：

● 只统计了牙周治疗后进行定期维护（4~6个月）的患者。

● 在早期阶段进行了高质量的牙周治疗与维护。无论如何，它至少能证明坚持进行 SPT 能够切实地防止牙齿缺失。

SPT 的诊查项目与具体治疗内容

接下来我们来查查文献中是怎样介绍 SPT 的诊疗项目与具体实施内容的。关于 SPT 的诊查项目，最近的 AAP（美国牙周病学会）官方见解如表 2-2 所示，具体的资料内容如表 2-3 所示。这是 SPT 的世界公认标准。这个标准很细，有利于我们反思自己平常的医疗活动。

特别需要注意的是，为了体现当今"牙周医学（Periodontal Medicine）"的理念，所有规范流程中都将"内科病历的更新"列在了诊查项目的第一项。同时，随着种植的普及，"种植部位的精密检查"得到了强调。还有，"口腔清洁"这个词从以前较为模糊的"Oral Prophylaxis（口腔清扫）"变为了具体而专业的"Mechanical Tooth Cleaning（机械性牙齿清洁）"。

另有综述报道，"三年过后，SPT 将不能维持初期治疗之效果"[10]。表 2-3 中提到了不能刻板地进行 SPT，而是要根据病症的临床表现与评估结果，调整维护时间间隔或是积极采取治疗行动。这一点尤为重要。

表 2-2　AAP（美国牙周病学会）列出的 SPT 诊查项目[11]

① 牙科及内科病历的更新。

② 诊查牙周以及种植部位周围的软组织。用牙科 X 光片跟踪评估。

③ 对患者口腔卫生的评估。

④ 利用机械性牙齿清洁术消除牙菌斑、细菌生物膜、牙垢以及牙石。

⑤ 面对复发性强、难以根治的病例，可以局部用药以及全身辅助治疗。对每个风险进行评估后，若怀疑牙周或种植部位周围组织恶化时，需采取适当的治疗缓和及除去风险或病因。

⑥ 对牙周或种植部位周围出现的新旧病变部位以及难以治愈的病变部位进行重点治疗。

⑦ 确定合适的维护间隔时间。

表2-3　SPT的诊查项目与具体治疗内容[12]

① 牙科及内科病历的更新
② 牙齿的诊查项目
　　A.牙齿的松动度、震颤程度
　　B.龋齿评估
　　C.修复体
　　D.其他
③ 牙周组织检查
　　A.探诊
　　B.BOP(Bleeding on Probing,探诊时的出血量评估)
　　C.牙菌斑、牙石的附着情况
　　D.牙根分叉部的检查
　　E.牙龈萎缩
　　F.咬合与牙齿松动
　　G.其他
④ 牙种植部位与牙种植部位周围的炎症检查
　　A.探诊
　　B.BOP(探诊时的出血量评估)
　　C.上层构造与基合的检查
　　D.牙种植部位的松动度
　　E.咬合诊查
　　F.其他
⑤ X光片诊查
⑥ 基于X光片对病情进行临床评价
⑦ 口腔卫生状态的评价
⑧ 处理
　　A.去除牙龈上方、下方的牙菌斑与牙石
　　B.根据需要使用抗菌药物
　　C.对恶化的部位进行外科手术治疗
⑨ 交流
　　A.进行口腔卫生指导
　　B.讨论维护间隔时间
　　C.对吸烟等高风险行为的劝解

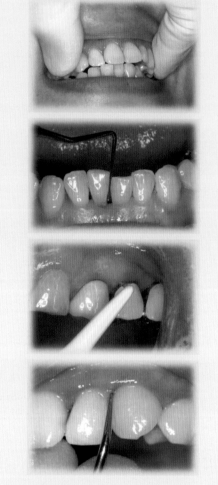

SPT的规划
①对有牙周炎病史的患者来说,间隔三个月维护能较好地维持牙周组织的健康
②根据病症的临床表现与评估结果,调整维护时间间隔或是积极采取治疗行动

SPT时,龈下清创术并非必需

SPT是在一系列的积极治疗——如去除龈下牙石、进行咬合调整、自助护理等结束后才进行的治疗(图2-15),表2-4的论文中强调:"以3~6个月为间隔实施的SPT并不一定需要触及龈下"。SPT的重点在于患者的刷牙与自检,还有专业人士对龈上的辅助治疗(PMTC、去除病菌等)(参考P82,P83)。

具体来说,SPT先会对全口牙齿的牙周进行探诊。如果发现有与上次探诊值差别较大的部位,发现龈下有明显的牙菌斑,或是发现牙根表面不平整时,需要对这些部位进行慎重的清理。同时,BOP只是表示炎症有无的指标,就算是BOP(+),也不一定要对龈下进行处理(图2-16)。

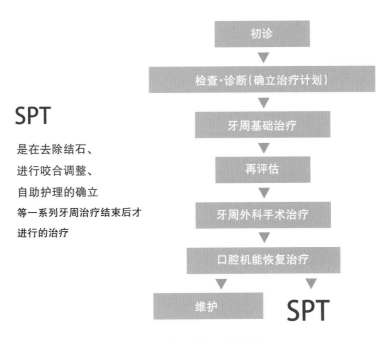

图2-15　SPT在牙周治疗中的定位

SPT

是在去除结石、
进行咬合调整、
自助护理的确立
等一系列牙周治疗结束后才
进行的治疗

（流程图文字：）
初诊
↓
检查·诊断（确立治疗计划）
↓
牙周基础治疗
↓
再评估
↓
牙周外科手术治疗
↓
口腔机能恢复治疗
↓
维护　　SPT

表2-4　龈下处理对SPT的必要性[10,13]

作者／论文名	期刊名
Renvert S，Persson GR	Supportive periodontal therapy. Periodontol 2000,36：179-195,2004.
●SPT时，只要某部位的探诊值与前次相差不大，就算出现BOP对其进行龈下的清理也无显著效果。因此，不应对探诊值相差不大的部位进行此种治疗 ●如果每次SPT时都对略微出血的部位进行龈下的机械性清扫，其结果将是上皮附着被破坏	
Ximénez-Fyvie LA，Haffajee AD，Som S，Thompson M，Torresyap G，Socransky SS	The effect of repeated professional supragingival plaque removal on the composition of the supra and subgingival microbiota. J Clin Periodontol,27(9)：637-647,2000.
●从临床以及细菌学角度来说，在SPT期间只进行龈上的牙菌斑清洁不仅能降低牙龈上方的细菌数量，还能降低牙龈下方牙根部的细菌数量，并确保牙周组织健康	

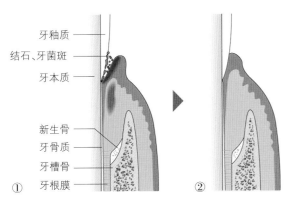

（图左侧标注：）牙釉质、结石、牙菌斑、牙本质、新生骨、牙骨质、牙槽骨、牙根膜　①　②

图2-16　SPT中，对牙周炎是否复发的确认
① 炎症存在，但是上皮附着并未被破坏时，SPT将以"CEJ附近的附着是否被破坏"为标准来判断牙周炎是否复发。BOP与附着被破坏之间并没有必然联系，重点在于用合适的探诊压力来比较牙周袋深度与上次诊断的差别。在遇到有BOP，并判断附着被破坏的情况时，需要对牙龈上部进行牙菌控制（PMTC，刷牙）。在对症状进行重新评估后，对单一部位进行龈下的清扫。
② 处理后的表现。

最近的共识报告都强调了对牙龈边缘的过度治疗问题。考虑到牙颈部附近的牙骨质厚度(平均 50 μm)以及牙周治疗后的上皮性附着的脆弱性，SPT 时不应进行过度的根面平整处理。施术者在用器具对牙龈下方进行处理时有必要更加慎重（具体技巧请参看图 2-17，图 2-18）。

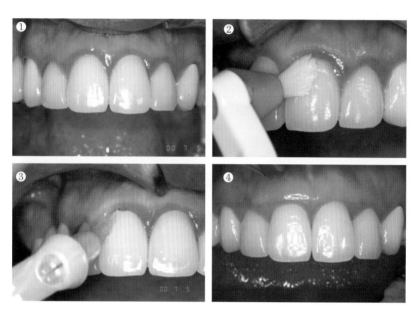

图 2-17　SPT 的技巧（只进行龈上处理的病例）

① 27 岁，女性。前牙进行修复治疗后第 5 年。牙龈边缘出现前次 SPT 时未出现的轻微红肿。据说是"感觉门牙的修复体因冲击而松动，因为害怕其脱落而没有仔细刷牙"。

② 探诊时出现出血［BOP(+)］，但探诊值与前次相比差别不大。因此判断上皮性附着没有被破坏。刷牙后，牙科医师进行咬合调整，洁牙师进行了龈上的专业护理。

③ 在遇到类似本病例的情况时，需要用到软毛的单簇牙刷，在护理时尽可能避免伤害到牙龈边缘。

④ 修复治疗 15 年过后，牙齿状态维持稳定。其间几乎没有进行过龈下的处理。

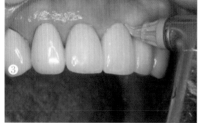
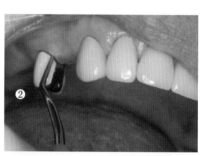
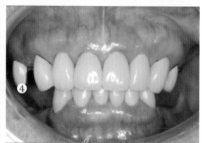

图 2-18　SPT 的技巧（进行了龈下处理的病例）

① 61 岁，女性。距初诊已有约 10 年，全口牙齿的修复治疗结束后约 2 年。修复治疗前一直定期进行 SPT。

② "5⌋"近中袋很深。SPT 时，对此部位进行了牙根清创（Debridement）。

③ 用以 PMTC 为主的牙龈上方专业护理手段持续护理其他部位。

④ 修复治疗后 5 年后的状态。"3⌋"出现了牙周袋稍深，原因或许是假牙运动时的往复作用力。对此进行了咬合调整以及麻醉情况下的 SRP。

SPT 的间隔是 3~4 个月

正如本书 P32 所述，常规的牙周治疗在治疗完成后，牙周组织会以"长上皮性附着"状态逐渐修复（图 2-19）。在这个阶段，结缔组织和骨再生还不完全，牙周炎容易复发，也就是所谓的"上皮容易被剥开"。SPT 正是防止这种现象发生的手段。

SPT 的时间间隔平均在 3~4 个月，这是根据细菌在清洁牙齿上形成成熟生物膜的时间计算的。具体的时间间隔将由每个患者风险程度的高低决定。也就是说，高风险的患者需要更频繁的 SPT，低风险的患者隔半年以上都没问题。在应对同一患者时，也要根据不同时期不同状态制定不同的时间间隔（表 2-5）。

图 2-19　长上皮性附着

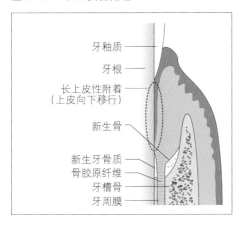

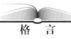

表 2-5　制定 SPT 时间间隔时需要考虑的方面

洁牙师根据患者此刻的风险，综合评估判断。在犹豫时可与牙科医生协商。

文献中没有明确规定 SPT 的时间间隔，但根据"进行牙根平整处理后，细菌的数量将会在 9~11 周内恢复到之前的水准"[14]这一报道，将 3~4 个月定为基本的时间间隔。

根据风险的高低调节时间间隔。

最初时可将时间间隔设定得稍频繁一些，牙齿状态稳定之后可延长。

被动进行维护的情况除外。

时间间隔并不固定，需根据情况进行调整。

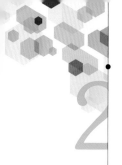

SPT 的炎症控制

在 SPT 中进行的专业护理要分龈上与龈下两个方面。如果牙周组织状态良好，那么只需要处理龈上，不能贸然接触龈下。但是，有必要用探诊进行再评估。关于自助护理的用品选择与指导，本书将会在之后的章节详细阐述，此处将着重讨论专业护理的要点。

┃ 龈上的 PMTC 与 PTC

进行再评估后，如果判断只需要处理龈上时，首先进行 PMTC。PMTC 就是用各种各样的器具与氟化物的糊剂对所有牙龈上方及牙龈下方 1~3 mm 处的牙面进行机械性清洁，以除去牙菌斑的技术。约 30 年前，这项技术以预防管理牙周炎的目的在北欧推广并系统化。因为术后有爽快感，所以非常受患者欢迎。研磨糊剂多使用柔和型，该型颗粒较细。污渍消除效果不佳时则用常规型等颗粒较粗的糊剂。请注意颗粒较粗的研磨剂进入牙龈下方时有可能伤害到牙骨质。

同时，牙科医生或是洁牙师即便不用特殊的器具也可以除去牙龈上方的牙菌斑。具体办法有进行专业的刷牙，使用单簇牙刷、牙线之类的生活小工具等。我们将这样的操作称为 PTC，以此来区分它与 PMTC。这种操作对还不习惯牙周治疗的患者、患有全身疾病或口腔干燥症的患者特别有效。因为这类患者的牙龈比较敏感脆弱。对资质尚浅的洁牙师来说，这样的清洁操作是基本而又无比重要的。

不管遇到什么情况，我们都要在快速操作的同时注意轻柔操作，尽可能减少给患者带来的痛苦。在 SPT 时若发现牙龈上方有牙石或是有顽固着色时，需要用刮匙或超声波刮治器迅速除去。如果操作时超声波工作尖的尖端抵在牙颈部附近或是不小心戳入牙龈下方，则会造成牙面损伤，也可能给患者带来痛苦。请各位一定要注意轻柔操作，让患者有舒适感。这是 SPT 能长期持续的大前提。

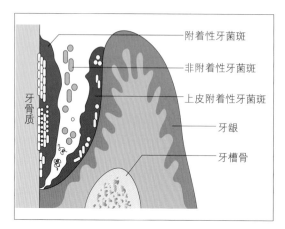

图 2-20　牙周清创术（Periodontal Debridement）
清创术指除去外来的刺激物质以及因为此刺激物而引起病变的组织。在牙周治疗中专指除去牙龈下方的牙菌斑、牙石、被污染的牙根面以及肉芽组织[15]。

龈下清创术（Debridement）

在上皮性附着被破坏时，我们有必要对其龈下进行清扫。龈袋里藏满了黏糊糊的生物膜状的细菌，还可能有牙石（图2-20）。去除这些细菌的行为叫作"牙周清创术（Periodontal Debridement）"。在专对牙根进行处理时又叫"牙根清创（Root Debridement）"。

以前我们只注重清理龈袋内的牙石，忽略了浮游性的、附着性的、上皮附着性的细菌。因此一说到维护，我们只会想到刮治术（Scaling）和根面平整术（Root Planing）。但是如果从"牙周治疗=控制感染"的角度来看

的话，牙石不过是细菌生物膜的产物，不斩草除根就没有意义。

并且，如果以3~4个月为间隔进行维护的话，一般牙石是来不及生成的。老是贸然进行根面平整术只会对牙骨质造成无谓的损伤。SPT时，需重点将牙骨质表面的牙石与龈袋内浮游的细菌挖出来。

清扫时使用的工具是格雷西型刮匙（Gracey Curette）和探针（Explorer），一般用来检查窝洞的深浅情况与牙冠的契合度（图2-21~图2-22）。先用能获得纤细感觉的探针检查牙根，如果发现牙根不平滑，则用刮匙把细菌挖出来——如此反复直到清洁。

图2-21　检查牙根面的探针

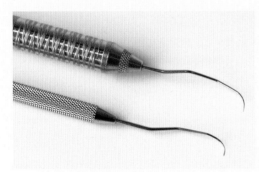

①Hu-Friedy 探针 双头 11/12 AF-双头 11/12（森田）尖端纤细的探针适合探知牙根表面的粗糙程度。带有刻度的探头则很难探查到细微的凹凸。

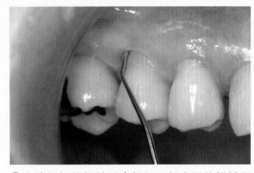

②尖端纤细的探针适合探知牙根表面的粗糙程度，能分辨出探头无法分辨的细微凹凸。

在进行龈下清洁时，要注意不要伤到处于紧贴状态的牙龈与牙根。牙颈部附近的牙骨质很薄弱，千万不要引起牙齿敏感。

使用超声波刮治器进行清洁时，要装上纤细的牙周治疗工作尖，使用低功率，以极轻的力度接触牙齿（图2-23）。

同时，在使用超声波刮治器之前，一定要利用探针对牙根状况进行大致评估。根据患者龈袋的不同状态，区分使用探针、刮匙、超声波刮治器。

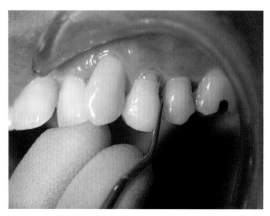

图2-22　牙周清创术
牙周清创时，应该使用 LM Gracey Curette Mini.（白水贸易），以及 Gracey Curette Everedge Micro Mini. Five（森田）等尖端纤细并富有弹性的刮匙。

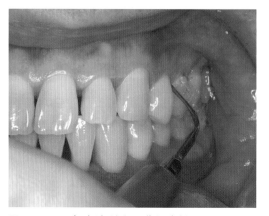

图2-23　用超声波刮治器进行清创
装上纤细的牙周治疗工作尖，使用低功率，以极轻的力度接触牙齿。本图使用的是 Piezon Master（松风）配 PS 工作尖。利用微小空气泡进行清洗，"空穴效应（Cavitation）"很突出。

关于清创的基本想法

牙周清创术并不需要对牙根表面进行完全的平整处理，也没必要彻底除去内毒素。其重点在于在人体容许范围内减小细菌性刺激。（内山）

要把牙根面弄得多干净呢？

这是在进行刮治术与根面平整术时任何人都会遇到的问题。到底该怎样回答这个问题呢？

基于前人的研究与实践，我们知道被污染的牙骨质中只有少量牙周病菌产生的毒素（内毒素），所以目前的主流想法是只要除去附着在牙根的牙石，适当做做牙根平整就够了[16~20]。反过来说，将一切被污染的牙骨质剥下的根面研磨行为被称为过度治疗（图A、图B、图C）。

从道理上讲这个问题已经得到了解决，但每天进行根面平整术的洁牙师对这个答案恐怕并不满意。

"'适当做做'是要做多少？""牙根真的没有被污染吗？""活牙与失活牙能一样吗？""用刮匙反复刮都刮不掉的牙根面该怎么处理？""具体要用多大力度触碰牙根啊？"……我仿佛能听到认真的洁牙师的惨叫。而且如果搞不懂这些问题，他们就没办法自信地指导学生了。

其实在牙科中这样的问题还有很多很多。从很久以前，牙周治疗就处于外科与非外科边缘。"前牙诱导到底到多少才合适？""正中牙合位的再现性高不高？""根管填充是略超过根尖好还是略在根尖下好？""要将咬合较强的患者的咬合力控制到什么程度？"……因为很难把握一个度，所以现在各个领域都有类似的争论，并且至今还没有一个统一的答案。

从旁观者的角度，通过自身经验重新审视这些激烈的争论后发现，其实这些问题可能没有答案。虽不能说争论本身是没有意义的，但根据不同患者、不同情况，答案当然也会不同。

对科学前沿问题的争论确实令人兴奋不已，但我们与科学家有根本性的不同。那就是我们面对的对象是有个体性的、每天都在变化的生物。

基于长年积累的经验与知识，做出在这种情况下对这个患者来说最好的医疗——我觉得这才是属于经验科学范畴的"临床"吧（参考"临床的认知"：中村雄二郎，P43）。

"要把牙根面弄得多干净呢？"

这样的问题恐怕也会根据状况的不同而有无数种解答吧！

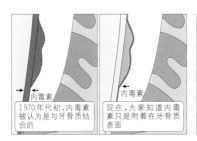 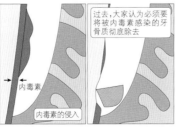 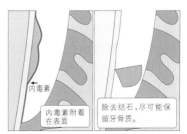

图A　内毒素的存在形式模型的变化　图B　过去的根面平整术模型　图C　现在的根面平整术模型

（熊谷 崇等编著：明白了就去做！牙周病学实践·牙科卫生分册. 医齿业出版，东京，1999，54）

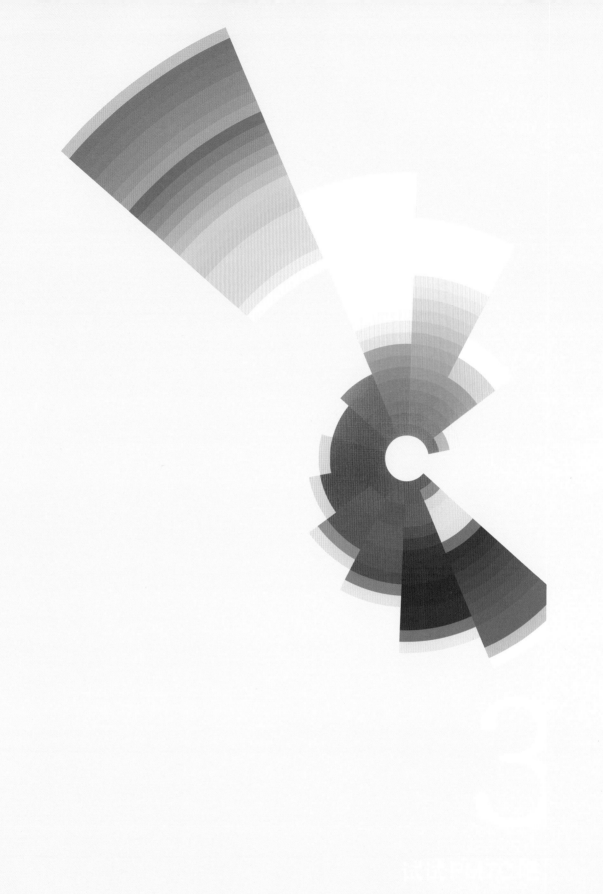

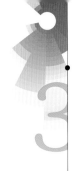

1

开始 PMTC 之前

口腔护理与 PMTC

PMTC 不仅能预防牙周炎和龋齿，它还能在临床的各种场合派上用场。比如，与指导刷牙相结合的早期 PMTC 能提高自助护理的品质，在龋齿治疗之前进行的 PMTC 有益于治疗的顺利完成。

在牙周炎方面，其在初期治疗时的消炎效果很显著。对重症患者，它还能促使症状缓解，进而延长患者牙齿的寿命。这样的病例数不胜数。

同时，在面对高龄患者或其他具有全身性疾病的患者时，PMTC 能在口腔护理、正畸治疗中和治疗后的龋齿及牙周炎管理、修复体的维护等各种场合派上用场。

因此，PMTC 不仅是预防龋齿和牙周感染的手段，还是使医护人员与患有生活习惯病的患者建立长期联系的有效手段。

PMTC 的三原则

在此，我想明确一下在进行 PMTC 时最需要注意的三点。那就是"不急""不伤""不痛"（表 3-1）。

首先，第一点"不急"是非常重要的。只有拥有高超的医疗技巧才能贯彻好"不急"与接下来的两点，但"不急"不仅需要技术，它强调的是不能因为急于清理患者的口腔而忘记观察患者的牙面与牙龈（表 3-1，表 3-2）。

第二点、第三点不用说，就是不给牙面和牙龈"造成伤害"或"带来痛苦"。

为此，我们有必要精心挑选器材，学会操作技巧，有智慧地活用工具进行治疗。

进行 PMTC 的时候有必要仔细观察患者的反应，别把这当成医生的独角戏——"患者痛不痛""有没有发生感觉过敏""患者有没有不适"等等。特别是在初次诊断或病症急性期，医生与患者的信赖关系还没有稳固的时候，这三个原则就更加重要了。

希望各位在实践 PMTC 时，牢记这三个原则。

表 3-1　PMTC 三原则

PMTC 三原则		
不急	不伤	不痛

"不急"不仅需要高超的技术，还强调不能急于清理患者的口腔。在选择好器材，掌握好操作技术的同时，还要记得观察患者的牙面与牙龈。

表 3-2　PMTC 的作用

PMTC 的作用	
预防牙科疾病的发生	治疗牙科疾病
提高患者维护口腔卫生的意识	提高患者来院复诊的意愿

PMTC 不仅有利于预防和治疗龋齿及牙周炎，还能在手术后的维护等各种临床情况中派上用场。

PMTC 的基本操作

▌稳扎稳打，步步为营

我向已经了解 PMTC 这项技术的人们询问了一下他们对 PMTC 的看法。有人说它像美容理疗；有人说它属于预防牙科；有人说它是口腔护理……总之答案各有不同。同时，我还听说很多人因为对 PMTC 怀有各种担心所以不太敢使用这样的技术。比如"不学习特别的技巧就没办法进行 PMTC""不用特殊的器材就没办法进行 PMTC""到底该在什么时候什么场合用""用了以后真的有效果吗"等等。

其实，PMTC 并不需要什么高超的技巧，但是，它也不是凑齐了专业器材就能做好的。

想必进行过 PMTC 的人都知道，根据需要一点点地学习技术、购置器具才是长久之道。

▌在进行 PMTC 之前有必要仔细观察并对患者充分说明情况

在 PMTC 之前，请先对患者充分说明 PMTC 的意义及有效性，尽可能地让患者了解情况。这样患者才能获得最初的安心感，医护人员也能更顺利地开展工作。

在反复的 PMTC 过程中，医护人员不仅能了解到患者口腔内的状态，能观察和感受到其变化，还能渐渐摸清患者的各种疾病风险、生活习惯以及背景。这些信息都是我们有力的依据，对临床医学来说大有意义。如果能火眼金睛地捕捉到这些信息并迅速应对，我们便能与患者建立长期联系，构筑起牢固的信赖关系。

在本实践篇中，我将说明 PMTC 的具体操作方法与 PMTC 器具的种类、特征及选择标准。

▌PMTC 的基本流程

PMTC 的基本流程如表 3-3 所示，一般要求对全口完成每一项的操作。不过也可以根据具体情况完成部分操作，或是改变操作流程的组合。对局部进行的 PMTC 操作相对简单，更易长久持续。

以上就是基本要点。如前文所说，我们可以根据具体情况完成部分操作。在看到局部区域有顽固牙菌斑时，我们可以先用探针等工具除去（图 3-2）。

同时，同样的流程并不适用于所有患者。同一个患者也可能出现不同的情况与风险。施术者需要以基本流程为核心，给每个患者制定个性化的医疗内容。

表3-3　PMTC的基本流程

① 牙菌斑的染色	PMTC主要处理自助护理难以处理的牙面。原则上来讲第一步需要给细菌染色。这对定位细菌生物膜非常有效。细菌生物膜的有无与龋齿的发病紧密相关。染色时建议使用能将旧的细菌与新的细菌区分开的染色剂。(图3-1,图3-2)。不管染出了细菌还是没染出细菌,我们都需要仔细观察患者的口腔状态,并对患者详细说明接下来将要进行的操作。
② 研磨剂的注入与涂布	对进行PMTC的牙齿部分注入含有氟化物的研磨剂(图3-3~图3-5)。若研磨剂黏度高而只需要少量时,直接将其加在抛光杯(Prophy Cup)上效率会更高。
③ 邻接面的清洁与研磨	在能往复运动的抛光弯手机上安装塑料或是木质的尖片,对牙齿邻接面进行清扫与研磨。这样的方法能除去抛光杯等旋转式器具无法清理的污渍(图3-7,图3-8)。
④ 颊舌面、咬合面的清洁与研磨	在弯手机上装抛光杯或是刷子,对颊舌侧面及咬合面进行清理与研磨。为了减轻患者的负担,原则上弯手机需要低速运转。使用专用的低速弯手机更方便操作(图3-9,图3-10)。
⑤ 口腔内的清洁(牙周袋的清洁)	使用三用枪洗净口腔内残留的研磨剂,之后用专用的注射器清洁牙龈沟内以及牙周袋(图3-11,图3-12)。
⑥ 氟化物涂布	为了预防龋齿反复、感觉过敏以及牙根龋齿,最后需要涂布氟化物来完成PMTC(图3-13,图3-14)。

①牙菌斑染色剂染色

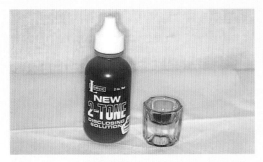

图3-1　牙垢染色剂 New 2-TONE（BAYER日本牙科）。它能将旧牙菌斑染成蓝色，新牙菌斑染成红色。

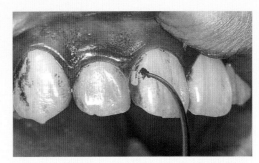

图3-2　用 New 2-TONE 染出的旧牙菌斑。遇到顽固牙菌斑时，我们可以先用探针等工具除去。

②注入研磨剂并涂布

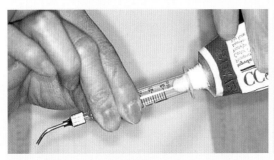

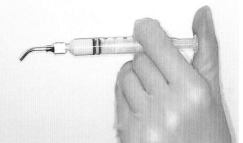

图3-3,图3-4　将所需量的研磨剂注入PMTC注射器（森村）。

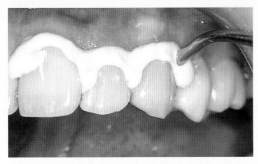

图3-5　一边轻轻抵着牙颈部与牙间隙，一边注入研磨剂。

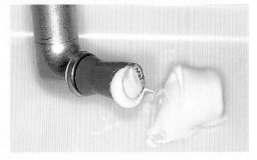

图3-6　如果只使用少量研磨剂的话，直接将研磨剂加在抛光杯上效率会更高。

③邻接面的清洁

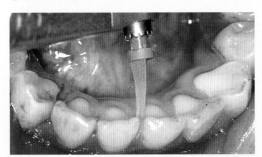

图3-7　使用抛光弯手机（EICOH）和尖片（#123S，EICOH）对下颌前牙部邻接面进行清扫与研磨，要注意紧贴牙齿近心面与远心面。

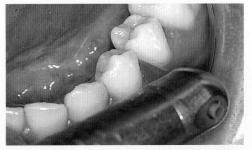

图3-8　利用尖片（#5000）对磨牙邻接面进行清扫与研磨。铲形（Spatula）的工作尖适用于较狭窄的牙间隙。

④颊舌面、咬合面的清洁

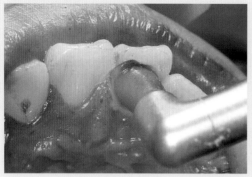

图3-9 对上颌前牙舌侧面进行清扫与研磨。使用 W&H 18:1 Contra-Adagio 低速弯手机（森村）以及抛光杯（Young type,#1800,EICOH）。

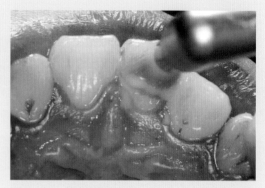

图3-10 使用抛光刷（Young type,#0212）对上颌前牙舌侧面进行清扫与研磨。尼龙制的刷子能对牙面的凹陷处进行高效率清扫。

⑤口腔内清洗（牙周袋清洗）

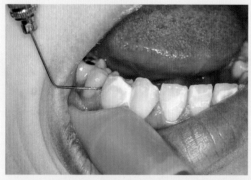

图3-11 使用三用枪充分清洗口腔内残留的研磨剂。再用专用的注射器对牙齿邻接面、牙龈沟内进行清洗。

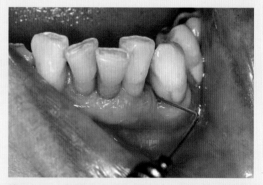

图3-12 出现牙周袋时,要小心地对袋内进行清洗,注意水压。

⑥涂布氟化物

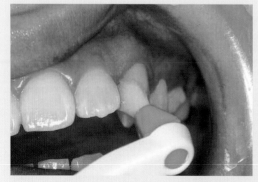

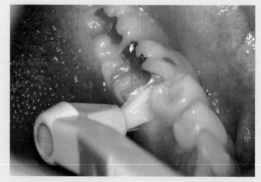

图3-13,图3-14 使用牙间牙刷涂布氟化物。要细致地对牙颈部与邻接面进行涂抹。

逆向思维？乐观地活下去

医疗本身就是一种"被迫进行医疗的人"对"被迫接受医疗的人"进行的"被迫的"行为，因此它的根源中一直潜藏着一种不健全，特别是牙科医疗。因为牙科治疗会造成各种各样的不适，所以不管医生多努力，都无法让患者打消"牙科医院是个讨厌的地方"这种固有印象。

牙科医生每天置身于这种环境之中，或多或少会怀着一种"无奈感"与"闭塞感"，破罐破摔般地去进行治疗，心理负担越来越重。为了排遣这种压力，医生时而将其转化为对金钱的欲望，时而将其发泄在短暂的娱乐上。从某种意义上来说，这也是可以理解的。

本书所讲的专业进行预防与护理的理念，正是给目前这种牙科医疗开辟了新的可能性。如果能对好不容易下定决心来院的患者讲述没有预防和护理的"治疗"是不完善的"治疗"，利用人们对牙科医生的负面印象适时地宣传预防与护理的舒适性，那么不仅患者会感到幸福，连牙科从业者也会得到心灵上的治愈。

我们需要"发自内心地"给"由衷想要"的人进行医疗，这样人才能乐观地活下去。

我再次强调一下，PMTC的最大特点是术后的爽快感。与其以指导患者的名义强调自助护理的重要性，不如先将疾病的源头——细菌温柔地除去，轻轻地清理患者的牙面。这是专业人士对弱者的关怀，绝不是医生对患者的宠溺。从长远的角度来看，它还能提升自助护理的效果，并激发患者来院复诊的意愿。

在预防以及护理的教育与制度还未完善的现阶段，想让专业口腔护理在临床领域全面普及还是有难度的。希望本书能激励各位尽可能地积累实践经验，体验其有效性，也希望本书能进一步促进制度的完善与各方面对口腔护理临床标准化的支持。

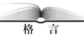

Book Review

格　言

君子之学必日新。日新者，日进也。不日新必日退，未有不进而不退者

节选自集孔孟（儒学）之大成的朱子学的入门书籍《近思录》。最后一节可以理解为"从来没有既不进步又不退步的事情"，它阐述了人必须每日精进。

日野原重明教授也在其著作中应用了约翰霍普金斯大学外科医生 Dr. Kelly 的话，"Continue to learn as though you would live forever. Adjust your life as though you would die tomorrow." 这两句话都告诉了我们"天天向上"的重要性。

【守屋洋：《近思录》的阅读方法. 日本经济新闻社，1986】

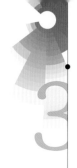

3

活用抛光杯

活用工具

为了在不对牙面与牙龈造成伤害的情况下高效率地进行 PMTC，我们需要慎重选择工具。但并不是说没有这些工具就不能进行PMTC。我们首先可以活用手边的小工具，从自己能做的开始做起。

本章将会介绍各种器材及其使用方法，供大家参考，大家可根据自己诊所的实际情况判断自己是否需要这样的器具，判断其是否有利于提升 PMTC 品质。

抛光杯简介

先来说说 PMTC 中必不可少的，在清理牙面时最频繁使用的抛光杯。Young 型抛光杯有天然橡胶制与合成橡胶制两种。这两种都很

柔软，能够很好地贴合牙齿邻接面与边角部位，还能在不损伤牙面以及软组织的前提下到达牙龈下方，对患者口腔的损伤较小。因此，我们选用这种抛光杯。

因为弯手机的头部与抛光杯的连接距离越短就越能精密地控制，因此我们选用有螺纹的杯帽，并将其直接装在 PMTC 专用的低速弯手机上（图 3-15）。

低速弯手机的头部圆滑而小巧，能对患者牙面进行顺畅的清扫。同时，低速弯手机旋转时的力矩很大，即使转速很低，杯帽也不会停止旋转，因此最适合用于研磨牙面。

当然，普通的弯手机也能进行 PMTC。这时请将抛光杯杯帽装在轴心上，使用低速挡。

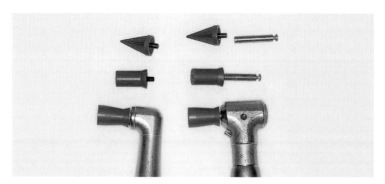

图3-15 左边是 W&H 18：1 Contra-Adagio 低速弯手机装备#1900 杯帽时的状态。它头部圆滑而小巧，对患者的损伤较小，也便于牙科医生操作。右边是将同样的杯帽装在普通弯手机的轴上时的情况（都来自EICOH）。

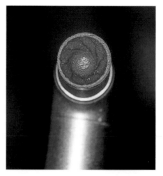

图3-16 装备#1900 杯帽的低速弯手机的正面放大图。

形态与使用方法

抛光杯有圆筒形和圆锥形，不同形状的抛光杯适用于不同场合。并且，圆筒形抛光杯的杯帽内的纹路多种多样（表3-4，图3-17）。对颊舌侧面进行研磨时主要用#1800和#1900两种，主要贴着牙齿的近远中面上下滑动。在杯帽边缘到达牙龈的时候，要注意缓缓加力，直到牙龈微微泛白（图3-18）。

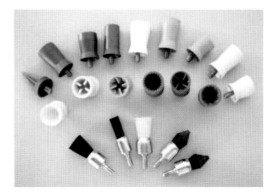

图3-17　Young型的抛光杯与抛光刷。它们在形状、硬度、内面纹路上都各有特点，可以对应各种情况。

表3-4　Young型抛光杯（典型规格）

1900	turbo	内侧有螺旋形的沟槽，使研磨剂不易飞溅，提升研磨速度。
1801	web	内侧有隔叶，就算被以很强的力量压在牙面上也不易翻卷，可提升研磨速度。
1800	rib	内侧没有隔叶，因此可以在杯帽内放入很多研磨剂。
1805	point	专用于对牙周炎患者进行操作。也适用于正畸带环以及托槽周边抛光。
1301	短轴（14 mm）	轴心轩能将带螺纹的抛光杯和抛光刷连接到普通的弯手机上。
1303	长轴（16 mm）	

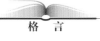

格　言

B o o k R e v i e w

养生即敬畏——贝原益轩

这是不仅平民，连武士都纷纷追捧的江户时代的畅销书《养生训》中的一句话。意思是，养生的理念源自对赋予自己生命的自然的敬畏。牙科中的维护或许和这一理念相吻合。

【立川昭二：日本人的死生观. 筑摩书房，东京，1998】

抛光杯在使用时需要调整杯帽的角度，使其很好地贴合牙面（图3-19）。可以利用抛光杯优良的弹性控制其边缘，使其充分触及到牙齿邻接面与边角部位（图3-20，图3-21）。在对顽固的着色区域进行研磨，或是想要用杯帽紧贴牙齿边缘进行清扫时，请用#1801（内侧有隔叶的类型）（图3-22～图3-25）。

圆锥形的#1805可以利用其尖端对牙周袋进行清扫或是对邻接面进行研磨。同时，通过将有纹路的侧面贴紧牙面，以及对力量的调整，我们还能使用它完成对牙齿全面的清扫。

用于治疗前的演练

在对正畸带环以及托槽周边的修复体的边缘部分等细小部位进行清扫时，#1805（图3-26～图3-28）也是最合适的。虽然它是尖头，但它非常柔软，抵到牙龈时患者一点都不痛。我们可以利用它这个特征对胆小的患者或是幼儿进行口腔清洁或口腔清洁的演练。这种时候最重要的是要轻盈，以便让患者习惯。所以清扫得稍微保守一点也没问题。

在进行PMTC前，可以先用手指弯曲其尖端或是让患者自己触摸其尖端，向患者充分说明这是软的并且不会引发疼痛。

灵活应用抛光杯

#1800   #1900

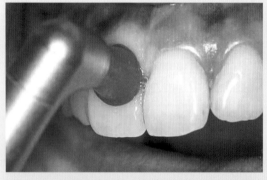

图3-18　杯帽边缘到达牙龈沟的时候，要注意缓缓加力，直到牙龈微微泛白。

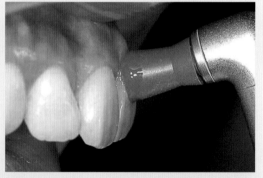

图3-19　使用时需要调整杯帽的角度，使其很好地贴合牙面。

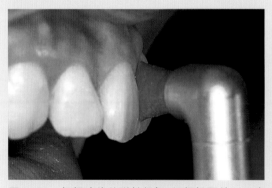

图3-20　杯帽边缘的弹性很好，能轻松覆盖到牙齿邻接面。

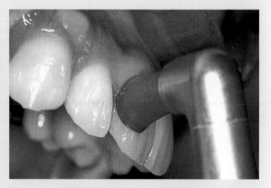

图3-21　轻轻贴合边角部分进行清扫。

灵活应用抛光杯

#1801

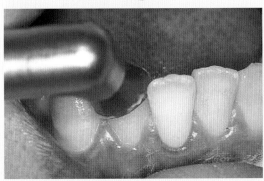

图3-22　想要用杯帽紧贴牙齿边缘进行清扫时，可以尝试使用#1801。它可以充分触及边缘，效率很高。

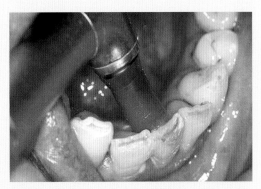

图3-23　可小心利用筒状杯帽清洗下前牙舌侧。

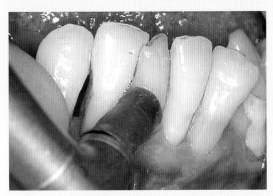

图3-24　对牙齿拥挤区或间隙较狭窄的部位，需使用小杯帽。

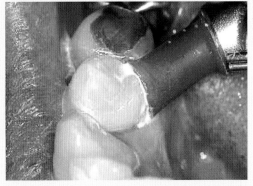

图3-25　对双尖牙的舌侧边角进行清洗时，必须充分贴合牙面。

灵活应用抛光杯

#1805

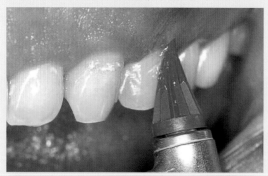

图3-26 #1805可以利用其尖端对牙周袋进行清扫。

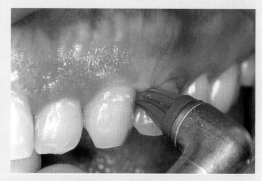

图3-27 将#1805的尖端压入邻接面来回转动。

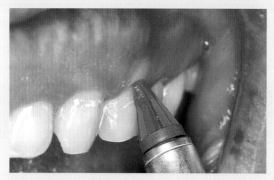

图3-28 可以利用#1805侧面的纹路对牙齿整体进行研磨。

BookReview

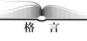

格言

守真志满

这是中国的名篇《千字文》中的一句话。只要日日坚持,不忘初心,心中便能充满斗志。我将其作为自己的座右铭。

【吉丸竹轩:千字文.金园社,1992】

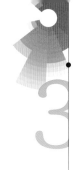

3
3
4

抛光弯手机和尖片

利用抛光弯手机和尖片可以去除抛光杯和抛光刷等旋转式工具难以去除的污渍（图3-29）。

抛光弯手机是能做往复运动的牙科弯手机，能在1.1 mm距离间往复运动。一般搭配尖片套头（塑料或是木制，表3-5）对牙齿邻接面进行清扫与研磨。尖片常用于刮掉牙间的着色以及使牙面平整。特别是在对颊舌径较大的牙齿的刮治不太成功，或是没有完全除去牙石时，使用塑料的尖片仔细研磨会有良好效果。遇到比较厚实的着色或是顽固的烟渍时，可使用刮匙或刮治器先刮掉一层后再用尖片清扫。这样效率便能得到提升。

使用时的注意事项

这种器材和旋转型的器具不同，做的是往复运动，所以即便插入牙间乳头部也不会对牙龈带来多少痛苦与损伤。但是它的声音与振动相对剧烈，有必要在使用之前先跟患者说清楚。

因为牙间乳头部有弹性，伸入牙龈下方2~3 mm清扫也没问题。在清扫与研磨牙齿邻接面时，主要使用#123S和#123L两种尖片。

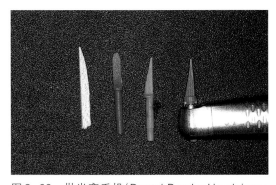

图3-29　抛光弯手机（Dental Prophy Handpiece·Senior）和尖片（均来自EICHO）。从左往右分别是#7，#5000，#2000以及装备了#123S的抛光弯手机。

表3-5　用于PMTC的塑料与木质尖片

EVA 123S	红褐色/一般形状（小）	呈V形翅膀状，能进入各种各样的空隙
EVA 2000	绿色/一般形状（极小）	
EVA 5000	蓝色/铲形	呈薄铲形，用以进入外露的牙根与狭窄的空隙
EVA 7	木质/一般形状	用于一般的牙间隙的木质尖片

要让尖片紧紧贴合牙齿近中面或远中面（图 3-30）进行垂直、水平移动，以触及整个牙齿邻接面（图 3-31）。请注意在到达牙齿邻接面时振动会变得剧烈。在患者初次进行此操作或是尚未习惯时，可以先用手指挡住牙龈侧，小心控制尖片的移动（图 3-32）。

对狭窄的牙间隙可使用薄铲形的 #5000（图 3-33）。对更狭窄的牙间隙可使用 #2000（图 3-34）。利用薄铲形状的尖片还可以对最后磨牙的远中面（图 3-35）以及露出的牙根与牙周袋内面进行研磨（图 3-36）。

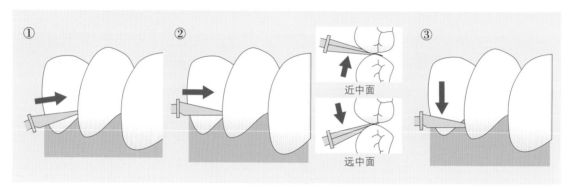

图 3-30 尖片的插入方法（三步走）：① 插入尖片，尖端略微偏向牙齿咬合面方向。② 轻轻抬起尖片，紧紧贴合牙齿的近中面和远中面。③ 往牙龈下方压 2~3 mm（在有牙间隙的部位需要尖片上下移动）。

活用尖片

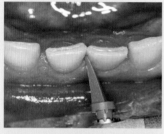

图 3-31 利用抛光手机与尖片 #123S 对邻接面进行清扫与研磨。移动前要确保尖片紧贴近中面或远中面。

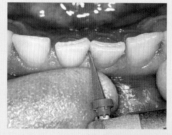

图 3-32 想要谨慎操作时，可用手指挡住牙龈侧，小心控制尖片的上下移动。

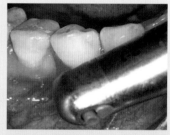

图 3-33 对狭窄的牙间隙可使用薄铲形的 #5000。

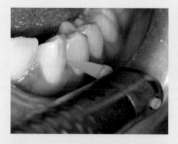

图 3-34 对更狭窄的牙间隙可使用 #2000。

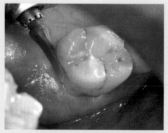

图 3-35 利用尖片 #5000 对最后磨牙的远中面进行清扫和研磨。尖片整体很薄，尖端较为圆滑，可以应对器具难以插入的部位。

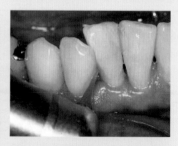

图 3-36 利用尖片 #5000 对牙周炎患者的牙周袋内根面进行清扫和研磨。使用时请考虑其 1.1 mm 的往复距离。

同时，将尖片尖端弯曲后（图3-37），我们能从牙齿边角部向狭窄的空隙进行平移研磨（图3-38）。这个方法也适用于牙面的凹陷部位（图3-39，图3-40）。

我们还能利用#123S与#5000等尖片边缘的角对牙齿拥挤部位等有高低差的部位进行研磨，还可以对较窄牙间隙的顽固牙垢进行有效的平滑处理（图3-41，图3-42）。另一方面，木质尖片#7适用于敏感的牙齿（图3-43）。它与塑料尖片相比触感比较柔软，想进行柔和处理时可考虑用它。

通过协同利用抛光杯、抛光弯手机与尖片，我们能高效高质地清洁与研磨牙面。但是不管遇到怎样的情况，在使用之前我们都需要先明确自己的目的。

去除牙菌斑时讲究顺畅，去除着色与牙面的顽固粗糙时，重在温柔与彻底。

总之，我们指尖的操作时刻都在给患者传递无声的信息，请大家重视。

熟练掌握后的进阶

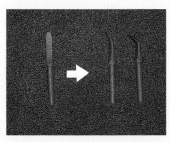

图3-37　根据牙面的状态，将薄铲形的尖片#5000弯曲到合适的角度。用手指便可轻松压弯。

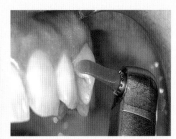

图3-38　利用弯曲的尖片#5000实现从牙齿边角部到狭窄牙间隙的清扫与研磨。

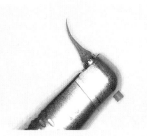

图3-39　抛光手机与弯曲了的尖片#5000。

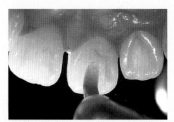

图3-40　利用图3-39的尖片#5000对上颌前牙的舌侧部位进行清扫与研磨。此尖片适用于牙面的凹陷部。

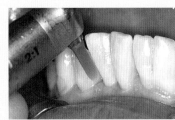

图3-41，图3-42　对拥挤部位等有高度差的部位或是对狭窄牙间隙进行研磨时，可利用尖片的各个部位。

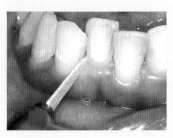

图3-43　木制尖片#7适用于牙齿敏感部位的清扫与研磨。想进行柔和处理时可考虑用它。

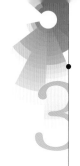

5

研磨剂的选择

▍使用研磨剂的原因

抛光杯、尖片以及含有氟化物的研磨剂是PMTC必用的三个法宝。研磨剂不仅能去除附着在牙面的细菌生物膜与着色等各种污垢，还能缓解牙面清扫与研磨时产生的机械性摩擦。在研磨剂对操作的痕迹进行圆滑处理的同时，牙面的氟化物也将发挥其功能。

现在各个商家都有自己的氟化物糊剂。在使用研磨剂时，我们经常会遇到如下问题："到底要选用怎样的研磨剂""如何根据附着物的种类不同（牙菌斑、着色等）区别使用不同的糊剂""如果患者有脱矿或敏感症状呢"……现在我就来介绍一下我们平常在临床上主要使用的研磨剂及其特征，并区别其用法。

▍研磨剂的种类与特征

① Procare（图3-44）：粉状的微小粒子。能够在不损伤牙骨质的情况下强力研磨牙齿。其本身没有流动性，所以需要将其与含0.2%的氟化钠凝胶混用。

② Prophy Paste（图3-45）：有四个等级的粒度，用于不同场合。被称为含氟研磨剂的始祖。其流动性、黏度、气味以及使用感都很好，其研磨效果用"RDA"来表示。

③Glitter（图3-46）：粗细度与Prophy Paste的"Green"差不多。能有效清除顽固的污渍（特别是厚厚的牙渍），就算不进行最后一道研磨也能使牙齿光滑锃亮。其为小包装，内含单次使用的量，非常卫生。但是它不含氟，并且又硬又干，没有什么黏弹性，所以建议与含0.4%氟化亚锡的凝胶等混用。

④ MERSSAGE（松风）（图3-47）：有标准型、精细型和加强型三个类别，是相对较软的糊剂。在面对口腔干燥症等唾液较少的患者时，较软的研磨剂不容易粘牙，能提高患者以及施术者双方的使用体验。精细型在使用后还有柠檬香味，非常清爽。

⑤ Polishing Paste（图3-48）：有精细型和粗颗粒型两个类别。因为黏度较高，在诊治唾液较多的患者时不容易飞溅，比较好用。有水果薄荷香味，深受幼儿喜爱。

⑥ PTC Paste（图3-49）：有标准型和精细型两个类别。无色，在使用时能够轻松观察齿面状况。"细"已接近透明，同时还有柠檬香味。

⑦ P-CLEAN Polishing Paste（图3-50）：有粗抛型和含氟精细型两个类别。黏度比较稳定。FD Fine还含有能抑制敏感的乳酸铝，适用于柔和操作。

⑧ Cleaning-Gel PMTC（图3-51）：是含有高性能硅微粒与珊瑚粉末的凝胶状研磨剂，使用感良好。能利用其特殊的吸附性在不过度损伤牙面的情况下将顽固牙菌斑与色素沉着清除掉。同时还含有杀菌剂IPMP（O-伞花烃-5-醇）与二氯苯氧氯酚。

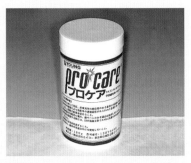

图3-44 Procare（Eikon）：微粒子型的研磨剂即使强用力抛光也不会损伤釉质。

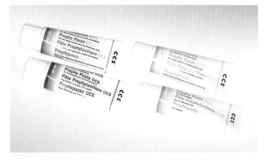

图3-45 Prophy Paste：有4种颗粒度。很好地平衡了流动性、粘度、口味及使用感。研磨效果用"RDA"来表示。

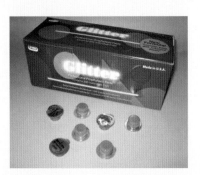

图3-46 Glitter（白水贸易）：每次的用量都是一小粒，所以很卫生，对顽固的污渍（有厚度的香烟烟渍等）非常有效，并且不含氟化物。

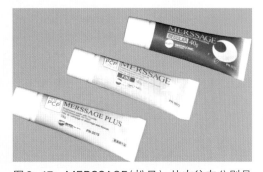

图3-47 MERSSAGE（松风）：从右往左分别是标准型、精细型和加强型。膏体特别柔软，唾液少的患者体验特别好。加强型也适用于带有修复体的患者。

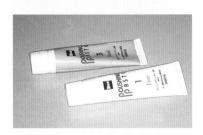

图3-48 Polishing Paste（Bee Brand Modico Detul）：上面是粗颗粒，下面是细颗粒。黏度高，用于液多的患者时不至于引起唾沫四溅。口味香甜，特别适合用于小朋友。

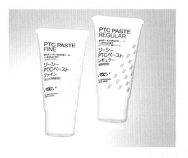

图3-49 PTC Paste：左边是精细型，右边是标准型。无色膏体。在使用时便于清楚地观察牙面状况，特别是精细型的膏体近乎透明。

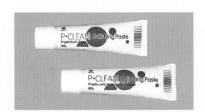

图3-50 P-CLEAN Polishing Paste：上方是粗抛型，下方是含氟精细型。

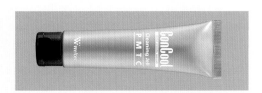

图3-51 Cleaning-Gel PMTC（weltee）：采用独特的吸附功能，清洁能力特别强。PMTC时对牙面的破坏力度小，还含有两种不同的杀菌剂。

通过研磨剂粒度进行区分

在没有附着顽固污渍时，一般使用标准型的研磨剂。若牙面有附着物，则使用较粗的粒子。此时应注意研磨的力度，将对牙骨质的损伤降到最小。这之后再用精细型的研磨剂进行最后一道研磨（表3-6）。

遇到以下患者牙齿有较强刺激的情况时，需使用精细型的粒子：①在对敏感牙齿以及楔形缺损的患者进行 PMTC 时。② 在对有脱矿现象的初期龋齿患者进行 PMTC 时。

在面对比较胆小或还未习惯治疗的患者时，我们应该从研磨剂的香味或是口感等指标选择研磨剂，而非重视研磨效率。这样能缓解患者的恐惧与紧张。

进行 PMTC 时要注意有条不紊，持之以恒。

表3-6　笔者的使用体验（以 Prophy Paste 为基准）

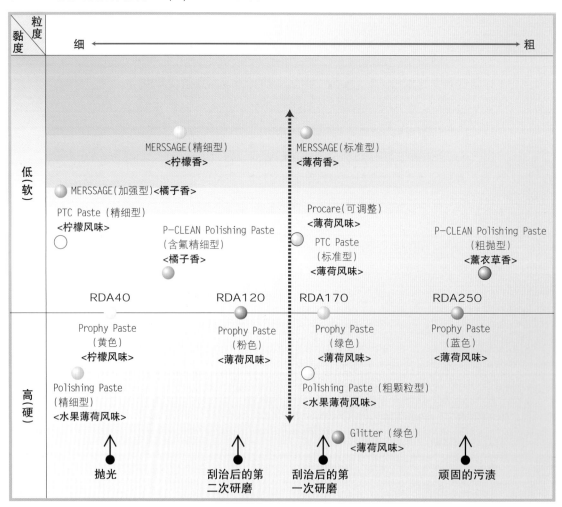

PMTC 是过度保护行为？

"医生，利用 PMTC 等过度管理患者的行为难道不是对患者的宠溺吗？"——在某个宣讲会上，一位洁牙师向我提出这样的问题。

说实话这问题着实让我意外。据说，那位洁牙师最初专注于洁牙，患者也很高兴。但洁牙师的心境却开始变得越来越空虚。洁牙师觉得这可能是因为其将重心放在了专业护理上，导致患者产生"那我不进行自助护理不也行吗"的想法。而这样的想法也影响了洁牙师的积极性。

我非常理解这位洁牙师的想法。我们在临床时也有过类似的心境——当然这或许不能一概而论。

五木宽之曾在《生活秘诀》这本书中阐述了佛教用语"对治"与"同治"。

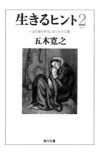

一方面，鼓励陷入消沉的人时说"你再消沉下去也无济于事，赶快打起精神重整旗鼓吧"，这是"对治"。另一方面，默默地与消沉的人一起流泪，分担他的痛苦，则是"同治"。而且在很多场合中，"同治"做法的效果比"对治"做法更好。

在对重度牙周病患者或患有全身疾病的患者进行口腔护理时，这个理念就很有意义了。在漫长的人生中，刷牙往往是微不足道的小事。还有很多人心里想着把牙刷好，结果却因各种理由而疏忽了刷牙。我们必须要对他们伸出援手。

我们不能总是否定疾病，与疾病对立。在临床层面，我们有时需要站在"同治"的角度思考问题。

PMTC 或口腔护理总有一个基本目的，那就是"提高患者进行自助护理的意愿"，但这种关怀患者和照顾患者的医疗行为，本身就有很强的"同治"性。我们不妨这样给医疗团队中的医生与洁牙师分工——"医生负责对治（鼓励），洁牙师负责同治（悲悯）"。

负责护理的洁牙师没有必要感到"空虚"。"护理"这种行为本身就是"同治"。从长远看，患者肯定也会渐渐察觉到洁牙师的心意——"XX 洁牙师都那么认真地对我进行护理了，我也要加油"！如果还是感到不安，洁牙师请毫不客气地让牙科医生来教训一下患者。牙科医生是习惯"唱白脸"的。这才是真正的团队医疗。

那么，我该如何回答那个问题呢？

"重理智则乏圆滑，重性情则为情困，逞意气则陷窘境，人生多歧。"（夏目漱石，《草枕》）

请别怪我太卖弄文采，权当是我对过度重"理"的牙科临床的极力讽刺吧！

【五木宽之：生存启示2. 角川书店，1995】

*想深入了解"同治""对治"者，请参阅驹泽胜：《健康幸福》（法藏馆，2000）。

口腔的清洗（牙周袋的清洗）

　　清洗口腔的最大目的是将 PMTC 后残留在口腔内的牙菌斑和研磨剂洗净，但同时不要忘记清洗结束后它也会给患者带来清爽感。并且，对口腔以及牙周袋进行频繁清洗是治疗牙周炎或进行维护的必要手段，它能有效缓解牙龈发炎等症状。

　　PMTC 结束后，先用三用枪将口腔内残留的牙菌和研磨剂充分洗净，让患者简单刷牙之后，再用 5 mL 的注射器对牙间隙、牙龈沟以及牙周袋进行仔细清洗（图 3-52）。5 mL 的注射器易于调整水压，适用于各种清洗液，所以我们将其作为标准器具。

　　清洗液应使用纯净水、漱口水或含漱剂的稀释液。可先将装有清洗液的瓶子放在保温器中，稳定到人体肌肤的温度，这样便能温柔地清洗患者口腔（图 3-53）。清洗时主要使用 5 mL 的玻璃注射器，它能轻松调节水压，便于使用。在全口范围内清洗有大量细菌的牙周袋时，可使用超声波治疗器提高效率。清洗液装在其附属的洗瓶内（图 3-54，图 3-55）。

　　对有牙齿敏感、牙齿易受刺激的患者，可以用溶解于温水的 Con Cool F 清洗（图 3-56）。患者牙龈严重发炎，痛感较强时，可用带软毛的牙周袋刷蘸取清洗液进行清洗（图 3-57）。

　　漱口水和含漱剂的成分、口感、使用感觉不同，用法也不同（表 3-7）。PMTC 时可根据需要单独应用，特别是在清洗口腔以及牙周袋时。

　　使用 5 mL 的注射器时，基本使用弯头的金属针头，但也可根据情况改用塑料的毛刷（图 3-58，图 3-59）。这是一种能调整长度的塑料毛刷。因为其尖端柔软，所以对牙龈无损伤。这种塑料毛刷对牙根分叉部、智齿冠周炎以及重度牙周炎的深袋进行清洗时非常方便，因此推荐使用。

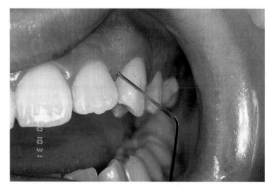

图 3-52　使用 5 mL 注射器（M-S）对牙间隙和牙龈沟以及牙周袋进行仔细清洗。

表3-7 用作清洗液的漱口水和含漱剂

	名称	主要成分	笔者使用体验	
①	Con Cool F (Weltec)	●氯己定 ●甘草酸单铵 ●绿茶提取物 ●l-薄荷醇	●薄荷风味,清爽而持久 ●常稀释于温水等中使用	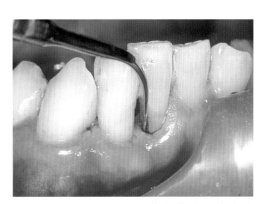
②	Butler CHX洗口液 (SUNSTAR)	●氯己定 ●甘草酸单铵	●带甜味的淡薄荷风味 ●常加入强酸电解水中使用	
③	Neostelin Green (日本牙科药品)	●苄索氯铵	●薄荷风味 ●常稀释于温水等中使用	
④	Systema SP-T Medical Gargle (LION)	●氯化十六烷吡啶 ●甘草酸二钾 ●l-薄荷醇 ●丁香	●较强的薄荷味 ●稀释于温水等中使用 ●清洗牙周袋内部时使用(如SPT时)	

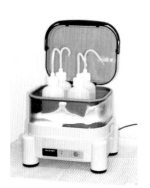

图3-53 装有清洗液的洗瓶顶端带喷嘴,便于将液体注入注射器。可以先将其保存在口内摄影用镜面保温器进行保温。

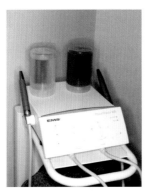

图3-54 多功能超声波治疗器 EMS Piezon Master 600(松风)。清洗液洗瓶与牙科手机可各装载两个,操作非常方便。

图3-55 Piezon Master 装备冲洗用的套头 PS。套头尖端很细,能充分到达深牙周袋。

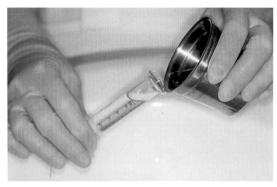

图3-56 对有牙齿敏感、牙齿易受刺激的患者,可以用溶解于温水的Con Cool F清洗。

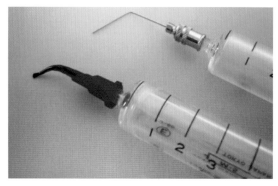

图3-57 清洗时使用的5 mL注射器,上方是金属弯头针管,下方是塑料弯头毛刷。

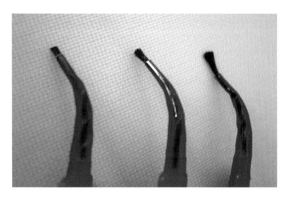

图3-58 这是一种能调整长度的塑料毛刷。因为其尖端柔软,所以对牙龈无损伤。

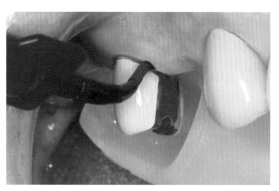

图3-59 利用塑料弯头毛刷对修复体周边进行清洗。这种毛刷很柔软,无需担心其伤到修复体。

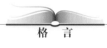

格 言

B o o k R e v i e w

为利所驱,所谓愚也——吉田兼好

摘自"徒然草"的一节。"为名利所驱,无暇静心,一生奔波。所谓愚也。""名利"说的是世俗的名誉、地位、财产。各位心中有数吗?请多加小心!

【中野孝次:清贫的思想. 草思社,东京,2001】

好像口中的风景变了……

进行 PMTC 后，某个患者蓦地这么说。只要长时间在诊所进行口腔护理，便时常遇到这种让人突然看清了以前看不真切的东西的瞬间。

比如说口腔干燥症。我们在以前很长一段时间内都没察觉到"口腔的饥渴"，等我们开始注意这个问题后，整个世界仿佛都不一样了。这是口腔清洁告一段落后的一个患者的话让我注意到了这一点——"感觉嘴里舒服得难以置信"。对口腔干燥的人来说，口腔护理的知识与技术不仅能预防龋齿、缓解痛苦，还能治愈他们的心。

重度牙周炎也一样。在开始注意患者的全身疾病以及压力等风险因素之后，我们看到了完全不同的东西。拔牙的时期各有不同，而在拔牙过程中患者会向我们寻求精神上的支援——通过长时间的护理工作我终于感受到了这一点。

这些瞬间，往往是突然出现在我们的临床生涯中的。那也是崭新的护理系统诞生的起点。

在临床中，我们也经常遭遇到与其说是"帮了患者"倒不如说是"救了患者"的瞬间。

通过 PMTC、口腔清洁以及使用各种中药含漱剂等技术的应用，重新评估自己医院的口腔护理系统，这样不仅有利于全身疾患患者的保健，还有利于拓展牙科医疗的可能性，比如需求量将不断加大的牙科出诊（访诊高龄患者等）等。

积极思考

7

氟化物涂布

PMTC 的收尾工作——氟化物涂布

在充分清洗了口腔内、龈沟以及牙周袋之后，需给牙面整体涂布氟化物，以防止龋齿、牙齿敏感以及牙根龋齿（图3-60）。涂布时主要使用 0.2%氟化钠的凝胶（图3-61~图3-63）。要特别注意仔细彻底地对牙间隙及牙颈部进行涂抹。不同氟化物有不同的黏度、口感、香味，可根据患者需要区分使用。

在自助护理时使用含氟牙膏效果更佳。可以给患者适当建议，以便提高龋齿的预防效果。

对龋齿风险较高的患者，可选用含 2%氟化钠的软膏和泡沫（图 3-64）。

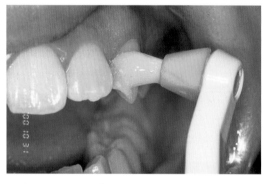

图3-60　对牙面整体涂布氟化物，完成 PMTC 操作。操作时需要仔细彻底地对牙间隙与牙颈部进行涂抹。

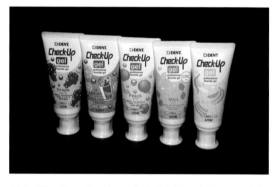

图3-61　Check-Up Gel,含有500～950 ppm的氟化钠。

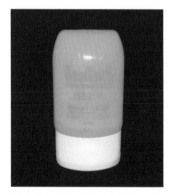

图3-62　Con Cool Jel Coat F,含有950 ppm的氟化钠。

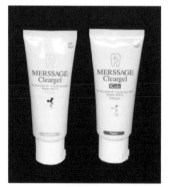

图3-63　MERSSAGE Clean-gel,含有 500~950 ppm 的氟化钠。

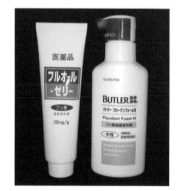

图3-64　左边是 Fullall Jelly,含 2% 氟化钠;右边是 BUT - LER Fluodent Foam N,含 2% 氟化钠。

单簇牙刷与其他器材

单簇牙刷

单簇牙刷刷头比较小，其顶端能轻易触及一般牙刷碰不到的地方。它适用于对狭窄部位进行精密操作，能有效除去牙菌斑。

单簇牙刷有很多种，我们需要根据患者的口腔状态与使用目的选用不同的牙刷。想要充分研磨时，可选用顶端呈锐角的牙刷；想要柔和地触及狭窄部位时，可选用能够温柔贴合表面的牙刷。图 3-65 至图 3-67 展示了在我们的临床中发挥极大作用的牙刷。

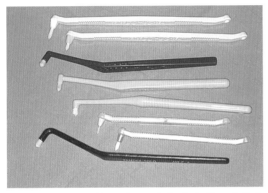

图 3-65 各种单簇牙刷。需根据患者的口腔状态与使用目的选用不同的牙刷。

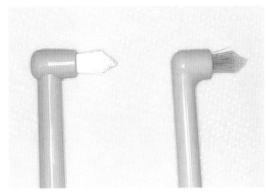

图 3-66 左边是 One tuft（C.G.），右边是 EX One-tuft（C.G.）。刷毛的耐久性很高，经久耐用。铅笔形刷头用于想彻底清扫牙齿的场合。

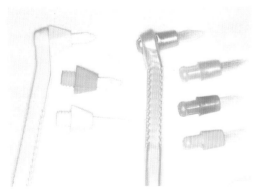

图 3-67 左边是牙间牙刷，右边是小号牙间隙牙刷以及各种牙间隙牙刷头（EICHO）。适用于狭窄部位或细微的凹凸部。刷毛柔顺，能充分贴合牙面。

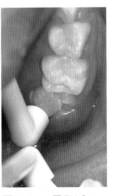

图 3-68 用 EX One-tuft 清洁正在生长的恒牙。

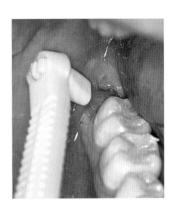

图 3-69 使用牙周袋清洁刷清扫智齿冠周炎患部。

■ 其他器材

除了之前介绍的器材之外，还有很多便于使用、患者使用体验良好的器材。以下选取几例进行介绍（图3-70~图3-74）。

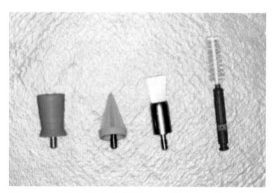

图3-70　从左往右分别是PTC抛光杯、抛光锥、抛光刷与牙间隙牙刷。浅色系的杯帽能缓解胆小患者或是幼儿的恐惧心理。

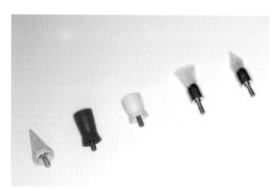

图3-71　三种MERSSAGE抛光杯帽以及两种牙刷。铅笔形的刷头有利于对小窝沟裂或牙齿凹陷部进行清扫。

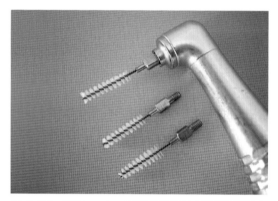

图3-72　PO brush。可直接装备在减速弯手机上的带螺纹刷。适用于对修复体连接部位及矫正器周边等狭窄部位进行的PMTC。

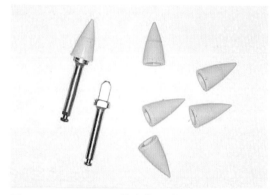

图3-73　PRESAGE抛光锥。其硅胶上加有研磨剂，能有效清除着色等顽固的附着物。

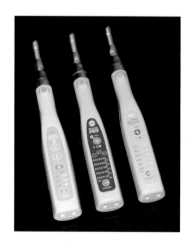

图3-74　无线的PMTC专用手机，从左往右分别是：Handy Motor，MERSSAGE PRO，TASKAL Wizard。便于出诊时使用。

只会模仿就没意思了

我在大量的宣讲会和研讨会上听到过各种各样的提问。一部分问题收录在第5章中。在我遇到的问题中，很大一部分是关于器材的。有人问我具体的器材的名字、使用方法，甚至还有人问我具体操作中该怎么使用、速度要多快、哪个更合适、加多少量……问得我恨不得大喊一句"你们别再问下去了"。最近的年轻人被揶揄为"没有说明书就活不下去的一代"。这句话很能说明问题。

护理的世界就是不断的尝试与出错。因为基本上都是实践的问题，所以很多问题根本没有答案。一方面，就算觉得"在这种情况下可能需要这样做"，也没办法归纳出套路，并整理成数据。另一方面，若想用"重要的是关怀每一位患者的心"这种大话蒙混过关，心里又过意不去。

但是转念一想——正因为如此才有趣，不是吗？正因为如此才有干的意义，不是吗？

不经意间的灵光一现，很可能会带来超乎想象的效果，或许它最终就能转化为患者的笑容。这样的瞬间是可喜的。我们的护理系统就是这样构筑起来的，我也将永远珍惜这些美好的瞬间。

我很理解想要前人为自己开好路的心情，但就算沿着这条路走下去，最后恐怕也只能到达同一个地方。

只会模仿就没意思了——说"模仿"或许有点不妥——护理的世界"一切皆有可能"，请大家努力精进，争取邂逅出乎意料的感动瞬间。在那一刻，你自己原创的护理系统将会诞生。医患之间长期信赖关系的支柱——我的患者、我的牙医以及我的洁牙师便是从这一刻开始的。

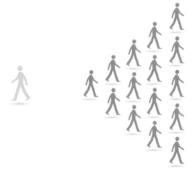

Book Review

离见之视——世阿弥

这是能艺的宝典《风姿花传》中的一句话。说的是如果演员不陶醉于自己所演的角色，则不能打动观众。但同时还需要有一个冷静的自己（客观的双眼）看着陶醉的自己。想要穷极能艺的奥义实属艰难。在对患者进行说明时，在进行演讲时，我经常想起这句话。

【齐藤孝：大声阅读日语. 草思社，东京，2001】

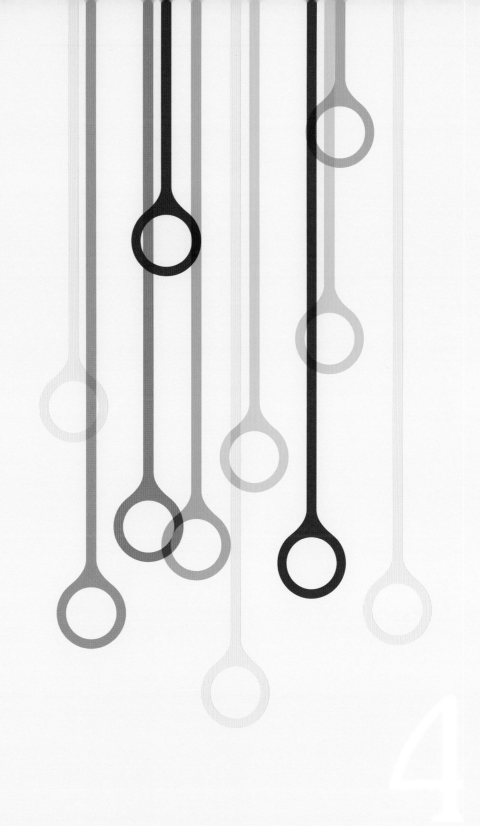

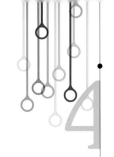

初诊时的 PMTC

▍强调与说明 PMTC 的重要性

前文介绍了我们将 PMTC 活用为一种口腔护理的手段。但要想将这种理念"推销"给上门诊疗的患者，我们有必要在初诊时反复强调它（图 4-1）。一方面，我们不仅可以对患者口头说明，还可以在医院内的宣传栏、海报栏、传单上宣传类似信息，让患者反复阅读，加深患者印象（图 4-2）。同时，我们不光要提供信息，还要注意倾听患者的声音，用心收集信息。

另一方面，对为进行定期检查与 PMTC 而来的、已经养成来院习惯的患者，我们有必要在仔细观察患者口腔与身心状态的同时进行宣传。

▍回应美观需求的 PMTC

有些患者来医院并不是因为疾患。我们也会对希望我们去除牙面着色的患者、牙齿表面频繁着色的患者或是吸烟者进行以美观为目的的 PMTC。PMTC 的清洁效果不仅能满足患者对美观的需求，还能提高患者在家的自助护理效果（图 4-3，图 4-4）。

对牙面抛光时，我们需要根据色素沉积的状况、着色部位、范围、厚度等因素选择工具与研磨剂。内在色素沉积物是不能被清除的，所以我们必须谨慎区分，以防过度抛光。

比如，在清洁年轻人的牙齿上常见的稀薄着色时，可以先用纱布蘸取少量研磨剂对牙齿进行擦拭，然后再用抛光杯进行最后一道研磨抛光（图 4-5~图 4-8）。这个方法也适用于不习惯机械器具操作的患者，并且效率较高，值得推荐。

同时，对刷牙指导效果不明显的患者，或是因为用嘴呼吸或唾液较少等原因而容易产生顽固牙菌斑的患者，我们可以先用探针等工具除去牙菌斑或是进行专业刷牙。然后再对牙刷难以处理的部位进行 PMTC（图 4-9 至图 4-12）。

去除牙菌斑以及专业刷牙对患有全身性疾病的患者（高龄患者或患全身性疾病的患者）以及严重牙龈炎伴有剧烈疼痛的患者非常有效，本书之后会详细阐述。我们可以在诊疗初期使用这个方法，等患者状态稳定之后再进行机械性的清洁。

▍用作治疗的导入与治疗演练

给胆小的患者或是幼儿进行治疗演练的情况一般发生在治疗初期。所以可以较为保守地接触患者口腔，让患者习惯才是最重要的。

抛光杯 #1805 头部虽是锥形，但很柔软，接触牙龈时不会造成患者痛苦，适用于导入治疗与治疗演练（图 4-13，图 4-14）。

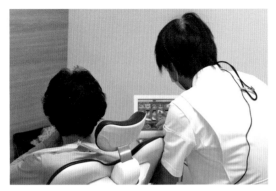

图4-1 初诊及复诊时,必须对患者反复强调维护的重要性。

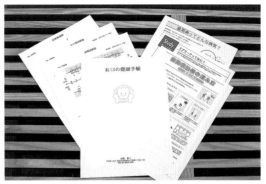

图4-2 古畑牙科医院在初诊时会给患者发《口腔健康手册》。

着色的去除

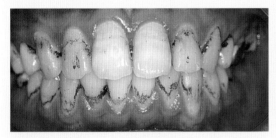

图4-3 PMTC前。患者来院希望去除牙面的着色,所以我们进行了以去除着色为目的的PMTC。

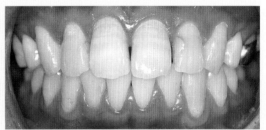

图4-4 PMTC后。PMTC的清洁效果不仅能满足患者的美观需求,还能提高患者在家的自助护理效果。

请注意过度抛光问题

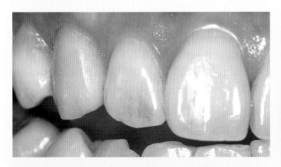

图4-5 年轻人的口腔中经常可见的稀薄着色。注意不要进行过度的抛光。

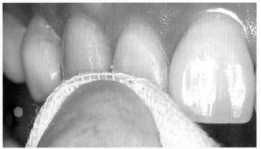

图4-6 对这种稀薄的着色可先用蘸取了少量研磨剂的纱布进行擦拭。

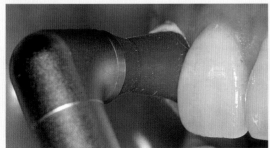

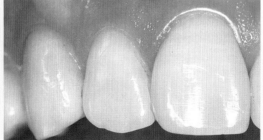

图4-7,图4-8 利用抛光杯#1800进行收尾的研磨与抛光工作。注意手法要柔和。

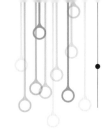

去除牙菌斑→专业刷牙→PMTC

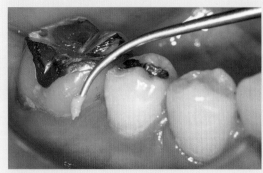

图4-9　可先用探针等工具除去顽固的牙菌斑（Deplaquing）。

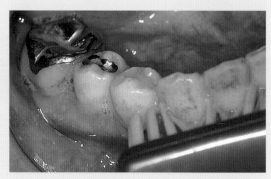

图4-10　对患者自己没法刷掉的牙菌斑进行专业刷牙。

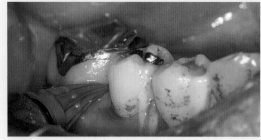

图4-11　对刷牙难以去除的污垢进行PMTC。

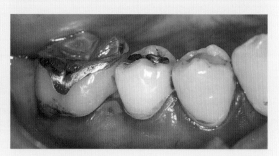

图4-12　PMTC后。

应用于对幼儿的治疗导入与治疗演练中

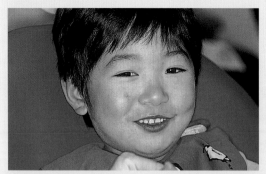

图4-13　将PMTC应用于对幼儿的治疗导入与治疗演练中（对胆小的患者也很有效）。

（本照片的刊载已获本人同意）

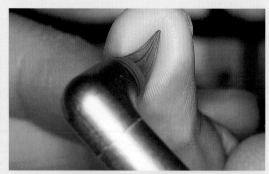

图4-14　抛光杯#1805头部虽是锥形，但很柔软，接触牙龈时不会使患者感到痛苦。本图为患者直接触摸其尖端的场景。

北风与太阳

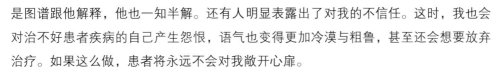

治疗时我偶尔会想起伊索故事里的"北风与太阳"。

身为医生，有时我不得不对患者说明其病情有多严重。然而，有些患者自以为自己的病情并不严重，就算我拿X光片或是图谱跟他解释，他也一知半解。还有人明显表露出了对我的不信任。这时，我也会对治不好患者疾病的自己产生怨恨，语气也变得更加冷漠与粗鲁，甚至还会想要放弃治疗。如果这么做，患者将永远不会对我敞开心扉。

即便是这样的患者，在洁牙师精心进行PMTC之后，在症状得到缓解之后，他们也会向洁牙师露出开朗的笑容。我则像是没了戏份的演员一样无所适从。这样的瞬间让我深刻理解到温暖的心对重症患者有多重要。

内山茂

知情同意的润滑油

重度牙周炎患者来到医院，医生通过观察X光片，对患者说明有一些牙齿已经无法挽救。诊疗室的气氛顿时会变得非常沉重。

这时，我总会在内心想着"轮到我出场了"！

有人虽然对自己的症状有自觉，但也觉得自己"应该不至于被拔牙"；有人觉得牙齿总归是要被拔掉的，因此完全放弃了积极的治疗，几年不来医院，但到关键时刻却又不忍心牙齿被拔掉；有人被诊断为牙周炎，但由于工作与生活的原因没法持续治疗……

虽然情况各有不同，但患者在遭遇这种"无法挽回"的情况时，大多都是难以接受的。

医生……请别太着急，不然我们对达成知情同意的努力将会化为泡影……它已经像齿合不齐的齿轮发出"吱吱"的声音。

我觉得，在医生与患者的"齿轮"间注入润滑油正是身为洁牙师的我的使命。

波多野映子

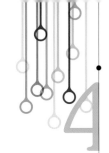

将 PMTC 活用于牙周治疗①

促使患者长期回院维护

以管理与预防牙周炎为目的的 PMTC 与刮治、根面平整、牙周外科手术等不同，原则上是在"牙龈下方的牙菌斑或是牙石已经被尽可能地除去"的状态下进行的。

为了维护牙周治疗后口腔的健康状态，持续的维护是不可或缺的。就算治疗能暂时改善牙周环境，也不代表这样的状态能长期持续。如果配合患者的自助护理进行定期的

PMTC，我们将收获极佳的效果。

牙周治疗告一段落，口腔内状态恢复稳定后，不仅是患者，连我们医护人员都容易松懈。这时我们必须对患者充分说明风险问题以及定期检查的必要性，对患者传达我们恭候患者再次光临的意愿。同时，我们还要在患者复诊的时候用心对患者的口腔进行清洁，让患者产生"因为口腔很舒服，所以我还想再来"的想法（图4-15~图4-18）。

SPT 时的 PMTC

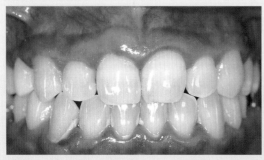

图4-15　45岁，女性，初诊时。上下颌的牙龈红肿，牙龈上下方都有牙石附着。

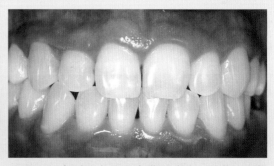

图4-16　初诊4个月后，初期治疗告一段落。牙龈整体状态稳定。这时患者容易放松警惕，牙科医生必须对患者充分说明风险问题以及定期检查的必要性。

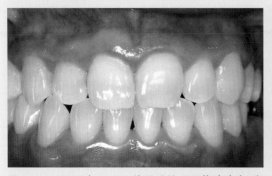

图4-17　SPT时，PMTC处理后的牙面整洁清爽，患者觉得舒服，这会提高患者再次来院的意愿。

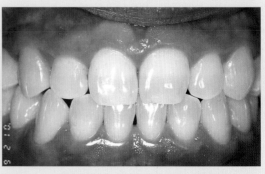

图4-18　初诊过后11年。通过反复的PMTC与清创术，牙龈的状态更加稳定。

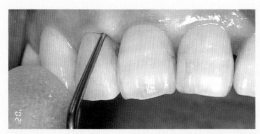

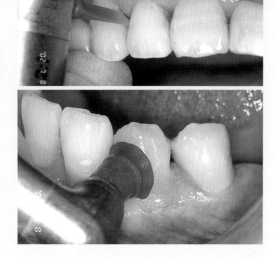

图4-19　牙根清创。使用刮匙等尖锐工具时要注意角度，以防伤害到牙骨质。如果发现有牙石的再沉积，则需要刮治。

图4-20，图4-21　用PMTC尽可能使牙面、牙根面润泽。注意操作器具时不要因为太粗鲁而将上皮性附着破坏。这之后可根据需要进行牙周袋的清洗与氟化物涂布。

SPT（Supportive Periodontal Therapy）

AAP（美国牙周炎学会）的共识报告将SPT定义为"积极牙周治疗后开始的治疗"。SPT不光适用于牙周治疗后的维护，还适用于因身体状态或其他理由无法接受牙周外科手术的患者。它的具体内容不仅包括刮治、牙根面平整术以及专业人士进行的牙面清扫（PMTC），还包括基于各种牙周检查结果对患者进行的口腔清洁教育，以及适当地进行的辅助治疗和药物治疗等等[1]。

至今为止，众多研究表明，SPT对防止牙周炎的复发意义重大。SPT中的PMTC也被证明极为有效[2]。这个事实意味着在对牙周炎的"支持治疗"中，不仅患者自身要小心控制牙菌斑，专业人士也有必要积极施以援助。

激励患者进行自助护理

有时，我们会遇到一些还没有养成自助护理习惯的患者，即便对他们说明自助护理的必要性并对他们进行刷牙等方面的指导，成效也不明显。在这种时候，我们可以尝试配合专业刷牙，在较早期进行PMTC。

这时的专业护理会让患者体验到口腔清洁状态时的爽快感，并且将口腔环境改善到更易于患者进行自助护理的水平。"很高兴口腔变得这么干净""想把这种状态维持下去""牙齿变得比以前好刷了"——这样的口腔环境变化会提升患者自助护理的品质，同时也能激发对治疗没有积极态度的患者的积极性。因为PMTC还有缓解牙龈炎症的效果，所以在PMTC之后进行的刮治等口腔清理操作将会变得更加顺利（图4-22～图4-27）。

表4-1　应用于刮治后的牙齿研磨的目的

使清除牙石后的粗糙牙面变得光滑润泽，预防牙石再沉着。
除去残留的牙石、色素沉着。
给患者舒适感及满足患者的审美需求，让患者意识到口腔卫生。

【新牙科卫士教材《牙科预防处置》第2版. 医齿业出版，东京，1992】

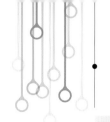

从激励患者进行自助护理到刮治

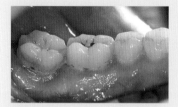

图4-22 50岁，女性，初诊时（⌐6 7舌侧）。患者来院称"感觉牙齿整体是悬空的""牙龈有出血"。其牙龈肿胀，并有牙石附着。

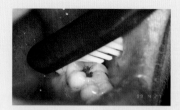

图4-23 对口腔内进行诊查，说明牙周炎的情况后，指导患者刷牙。利用专业刷牙清洗患者较不擅长处理的部位，让患者体验到牙刷触碰到这些部位的感觉。

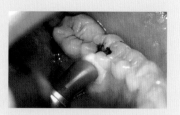

图4-24 利用抛光杯进行PMTC。创造出更易于患者进行自助护理的环境。

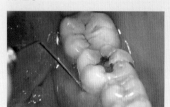

图4-25 PMTC与清洗牙周袋相结合。

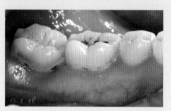

图4-26 初诊后一个月。患者也养成了刷牙的习惯。牙龈表面的炎症渐渐改善，能看到牙龈下方的牙石了。

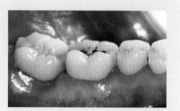

图4-27 刮治后。专业刷牙与PMTC对牙龈的消炎效果有利于刮治等后续操作的进行。

应用于刮治后的牙面研磨

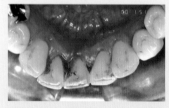

图4-28 43岁，女性，初诊时。"3⌐3"有牙石附着。

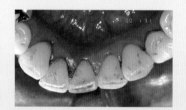

图4-29 刮治后。要尽可能地将牙石处理干净。其中还能看到一些细小的粗糙。

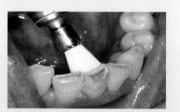

图4-30 刮治后用抛光刷进行牙面研磨。尼龙制的刷子很柔软，能进行柔和的研磨操作。

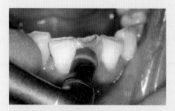

图4-31 刮治后用抛光杯进行收尾研磨操作。

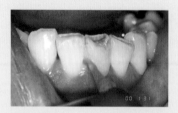

图4-32 用尖片对邻接面进行精心研磨。

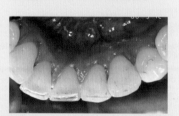

图4-33 牙面研磨后的状态。牙面变得更加光滑润泽。

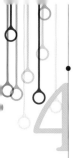

3

将PMTC活用于牙周治疗 ②

▌选择对患者最有效的操作

前文已经讲述了PMTC的基本操作流程，但在牙周治疗时，我们经常单独进行PMTC中的某个操作或是组合执行部分操作。我们应该具体根据每个患者的不同症状与口腔状况进行调整。在操作之前，我们首先需要考虑的便是"此时此刻，对这位患者最有效的处理是什么"。

▌应对处于急性期的患者

图4-34是牙周病急性期时常见的症状，是伴有痛感的牙龈肿胀。这时，我们需要拍X光片，对患者进行病情说明，并使用药物缓解患者的疼痛及炎症。同时我们还要轻轻地将牙龈下方的牙菌斑清除，进行冲洗（清洗牙周袋）（图4-35）。患者因为过度疼痛而难以刷牙时，可由我们进行牙龈上方的清洗（专业刷牙）。

牙周炎也有传染病的特征，所以积极地清洁细菌性的牙菌斑非常有利于缓解疼痛与炎症（图4-36）。此处，我们还可以在PMTC的同时除去牙龈上方的牙菌斑，等口腔环境恢复到一定水平之后，迅速进行牙周治疗，将牙龈下方的牙石除去（图4-37~图4-39）。

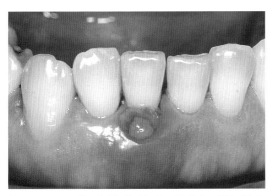

图4-34　53岁，女性，初诊时。因为"牙龈红肿疼痛剧烈"而来院。"1̄"的唇侧有明显肿胀。

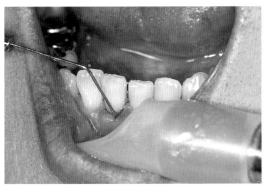

图4-35　在"1̄"的近中面的龈袋与牙龈下方的牙菌斑。对牙周袋进行清理。

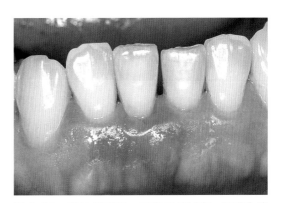

图4-36　初诊后两周。牙龈肿胀减轻，痛感也消失。利用PMTC改善口腔环境后，迅速进行牙周治疗。

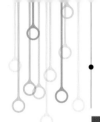

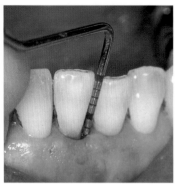

图4-37 探诊时，发现"1̅"近中侧有8 mm深袋。测定龈袋深度时使用了有刻度的探头。

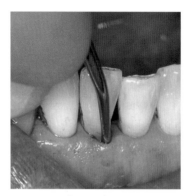

图4-38 除去牙龈下方的牙石。注意要慎重进行根面平整术。

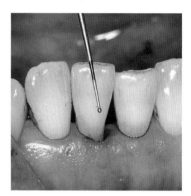

图4-39 对根面平整术之后残留的牙石以及根面平滑度进行检查时，使用WHO探针。其尖端是圆球状，整体很纤细。

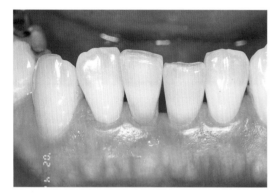

图4-40 初诊过后10年。牙龈状态很稳定。每次复诊时都对其进行口腔内诊查，用PMTC搭配刷牙。

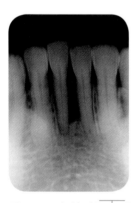

图4-41 初诊时"1̅|1̅"近中侧的骨水平极低。

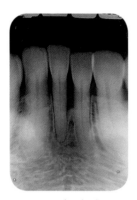

图4-42 初诊过后10年。骨水平得到恢复。

复诊时的PMTC

为了维持口腔状态的稳定，搭配自助护理进行的PMTC是必不可少的（图4-40～图4-42）。就算患者炎症很严重，系统性的牙周治疗也未见成效，我们还是要坚持不懈地进行专业护理，要根据患者的口腔状态随时改良治疗方案，频繁给患者清洗牙周袋，进行除菌与专业刷牙等。即便治疗的进度缓慢，患者的疼痛也会随着炎症的减轻而慢慢消退。患者会因此轻松一些。这也有利于我们后续的治疗（图4-43～图4-45）。

其实，有很多在疾病急性期来到医院的患者心怀着"因为实在是太痛，所以来了""等牙齿不痛了，我就不会再来医院了"这种消极心态看待牙科治疗，或对自己严重的牙周炎不以为然。特别在这种情况下，搭配病情说明进行PMTC会取得良好效果。

在进行PMTC时，不仅要展现我们想要确保患者的牙齿免遭细菌侵蚀的决心，还要向患者传递我们将倾尽全力帮助他的诚意。

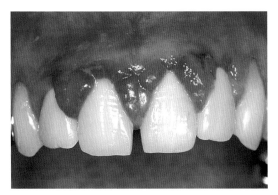

图4-43　62岁,女性,初诊时。因上下颌牙龈的肿胀与疼痛来院。上颌前牙处的炎症特别严重。

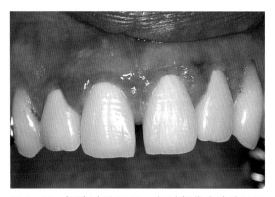

图4-44　初诊过后50天。经过龈袋内清洗以及PMTC后,牙龈炎症得到缓解,后续牙周治疗能够顺利进行。

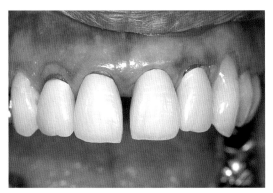

图4-45　初诊过后3年半。经过反复进行的PMTC以及搭配PMTC的自助护理,口腔状态好转,牙龈状态稳定。并没有进行牙周外科手术。

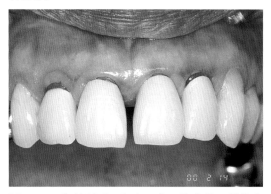

图4-46　初诊过后4年半。有了稳定的牙龈状态后,患者开始萌生美观欲求,提出想将前牙弄得更漂亮一点。似乎是觉得"1|1"的间隔太大以及牙龈萎缩部露出的牙根不够美观。

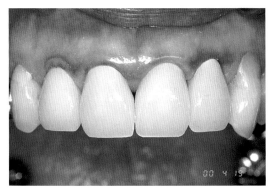

图4-47　在对"21|12"完成修复时。治疗期间患者刷牙并不充分,原因可能是担心暂时冠脱落。牙颈部开始泛红,因此迅速进行PMTC。

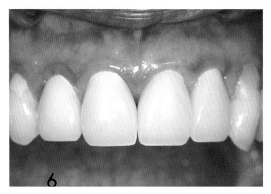

图4-48　初诊过后约5年半。新的修复体与PMTC时的爽快感让患者十分满足。牙龈的状态也很稳定。

▍想变得更漂亮

　　在习惯了定期检查的患者中,一些已经不再有急性期肿胀症状的患者会有新的美观需求。随着定期复诊的进行,他们的心境或许是在从"想要从疼痛中解放""想变得能咬东西"向"想让牙齿变得更漂亮,更整洁"变化。PMTC则是维持这长期持续的定期检查的"润滑油"(图4-46~图4-48)。

PMTC 的原点——除去牙菌斑

除菌指的是利用探针等工具除去牙面以及牙龈沟内的牙菌斑的行为。与直接接触牙根的牙根清创术比起来，这种操作比较简单。不过想要把除菌做到位，施术者的技巧还是非常重要的。

比如说，一些看起来薄薄一层的牙菌斑有可能用工具轻轻一抹就掉了，但也有可能比想象中的要顽固，不用点力气擦还擦不掉。一些看起来就很有厚度，看似坚固的牙菌斑有可能轻轻一碰就碎成小块。当然也有一些牙菌斑有可能紧紧附着在牙齿表面，就算反复刮也刮不掉。

在牙周炎急性期痛感很强烈的阶段，我们要注意所选的器具以及接触牙面时的操作。就算牙菌斑的厚度与附着状态看似相同，牙面与牙周袋的状态、牙龈的感觉等等因素都会促使我们调整除去牙菌斑时手指的动作与力度。而且我们必须保持高效率的操作。

仔细想想，除菌应该是我们的 PMTC 的原点。这个现在已经成为我们的家常便饭的技术，在提升刮治、PMTC 等医疗技术的品质方面发挥了极大作用。

关 键 词

除去菌斑
　　除去牙根表面上的牙菌斑的操作,基本不接触牙根表面的硬组织。

牙根清创术
　　机械性地除去牙周袋内露出的牙石与其他沉积物的操作。目的并不在于使牙根光滑润泽。

【北川原:龈缘下牙菌斑的控制. 牙科卫生,2002,20】

除去牙菌斑的要点

一般在以预防龋齿为目的的 PMTC 前,或是对牙龈下方的根面进行清创前进行,目的是缓解牙龈的炎症。
使用探针或是刮匙等尖端纤细并弯曲的工具时,需要多加小心。
使用气动刮治器或超声波刮治器的牙周治疗套头可提升效率。
配合牙周袋的清洗操作进行去除牙菌斑的操作能有效地将潜入牙龈下方的牙菌斑除去。

通过除去牙菌斑能获得的信息

患者自助护理的质量(刷牙等)。　　　　牙周袋的有无。
牙菌斑的厚度、性质、附着状态。　　　　牙面、牙根的粗糙程度与润泽度。
牙龈的感觉、炎症程度。　　　　　　　　牙龈上方、下方牙石的有无。
牙颈部龋齿、邻接面龋齿、牙龈下方龋齿的有无。

牙周治疗的战略——利用除去牙菌斑斩断后路

战争无时无刻不需要战略的支撑。如果将牙周治疗比作与牙周病菌的战争的话，我们当然需要一个战略。

说到初期牙周治疗，自然就是TBI，然后迅速进行刮治。这是通用战法。不过本医院在此之前尽可能反复地进行了除菌斑与牙周袋内的清洗。

如果将治疗比作"攻城"的话，这就是斩断敌人后路的行为。敌人的大将（牙石）潜身于城塞最深处。想要直接攻击"大将"，需要将"伏兵"们（病原性牙菌）消灭。所以我们需要先断掉敌人的后路再攻击大本营，最后用锐利的"刀锋"（刮匙）斩下"大将"的首级。（最近有种说法说"大将"其实并不是罪魁祸首，但毕竟这是战争，我们要不留情面地消灭它。）

因为觉得刮治会给患者造成痛苦而一直给患者使用麻醉药的医生——你们或许是太着急进攻大本营了。请在此之前加入"除菌斑"这一步骤。如果顺利的话，牙龈应该明显缩紧。这样我们应该就能无痛地对很深的部位进行刮治了。

对牙周炎的治疗来说，与患者建立长久关系是至关重要的。为此，与PMTC的三原则（第3章，P50）类似，我们要做到不急躁、尽可能不伤害到患者以及尽可能不给患者带来痛苦。这便是成功的秘诀。成功的牙周治疗少不了对除去菌斑操作的活用。

格　言

Book Review

范　式

托马斯·库恩（普林斯顿大学物理学教授）认为："不管'科学性的认知'披着多么客观的外衣，它都反映了科学家集团内部的价值观。因此它不过是集团性的、在集团内部被达成共识的主观概念。"并且，它将"科学家集团所共有的一系列概念装置以及科学研究规范"称为"范式"，以此来剖析科学家特有的性格特征。

这个词的概念在后来逐渐被扩大，完成了将人们引向社会科学的大任。社会的价值观与构造的巨大改变被称为"范式转换"。而牙科医疗从"治疗"转向"预防"的巨大转变，或许也是一种范式转换吧。

【托马斯·库恩著，中山茂译：科学革命的构造. 美篇书房，1971】

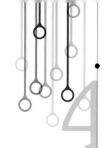

4

对修复体的维护

让患者拥有与医护人员同样的认识与危机感

修复治疗结束后，患者有时会有一种"又有了坚固的牙齿"的错觉或是认为戴上牙冠之后就没事了。

图4-49、图4-50是修复治疗结束后，虽然个人风险很高，但却没有定期来院复诊的患者的口腔。该患者因为修复体脱落而不得不再次来院时，"1̲"已无法挽救，只能拔牙。这样的结局对患者、对我们来说都是非常遗憾的。治疗结束时，我们有必要强调日常自助护理与定期来院复诊的重要性。

为了促使患者积极来院进行检查，我们要反复叮嘱患者，向患者传达我们想要与患者建立长期关系的意愿。这时我们可以对患者说"定期检查牙齿和汽车年检一样"，也可以说"重要的东西需要经常护理"等等。同时，我们还要对患者说明继发龋齿以及牙龈下方龋齿的风险，甚至要提醒患者注意咬合时的力度控制。

"不管装上了多么崭新的修复体，失去的部分都不会再回来了。所以以后请更加小心。"——让患者有与我们同样的认识与危机感，是促使患者定期回院复诊的第一步。

对修复体的检查

定期检查时，要配合口腔内诊查以及刷牙的检查进行PMTC。要着重清洁患者难以清洁的部位或平常自助护理很难处理的部位。

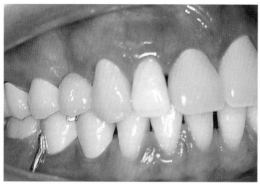

图4-49　47岁，女性，修复治疗结束时。患者在治疗结束后松懈下来，不顾医院的再三提醒，放弃了之后的定期检查。

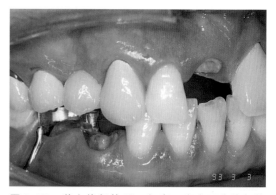

图4-50　装上修复体后三年半。患者因为修复体脱落而来院。"4̲"牙龈下方的龋齿发展严重，有牙根折裂，只能拔掉。

在清洁固定桥时，可将薄铲形的尖片伸进桥体的下方进行仔细清扫（图4-53）。对于修复体的边缘部分，需用抛光杯的边缘紧紧抵住进行清洁，以预防继发龋齿和牙龈下方的龋齿（图4-54）。氟化物涂布时，可用牙间牙刷蘸取氟化物沿着牙颈部仔细刷（图4-55）。

在定期检查中进行的PMTC有助于尽可能地延长患者修复体的寿命，提高患者的使用舒适性（图4-56）。

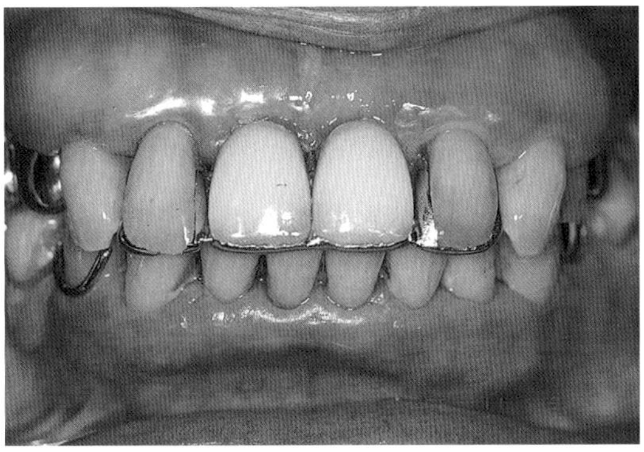

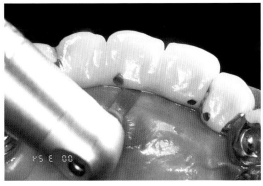

图4-51　61岁,女性,初诊时。

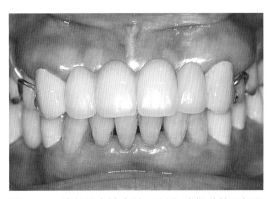

图4-52　修复治疗结束时。这时,我们对其反复强调了定期检查的必要性,建立了长期的关系。

图4-53　患者来院复诊时进行的PMTC。在清洁固定桥时,可将薄铲形的尖片伸进桥体的下方进行仔细清洁。

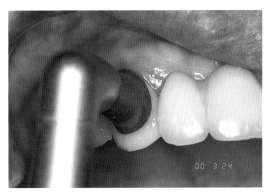

图4-54　对于修复体的边缘部分,需用抛光杯的边缘紧紧抵住进行清洁,以预防继发龋齿和牙龈下方的龋齿(使用#1800或是#1900)。

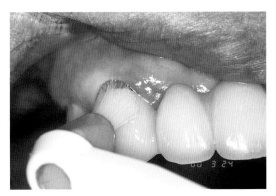

图4-55　氟化物涂布时,可用牙间牙刷蘸取氟化物沿着牙颈部仔细刷。

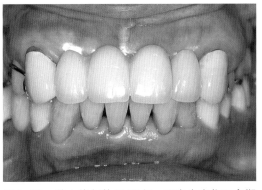

图4-56　装上修复体后19年。现在患者依旧定期进行PMTC,口腔状况非常稳定。

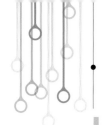

根据不同状况使用不同器具

要根据修复体种类、外形以及牙龈状态的不同使用不同工具，提高效率。对狭窄部位以及细微部分的认真清洁与高品质的护理直接相关（图4-57～图4-59）。

对于装有义齿的患者，我们可在清洗患者余留牙的同时将义齿放入超声波装置中清洗（图4-60，图4-61）。也可以亲自示范义齿的清洁方法，指导患者在家自助清洗（图4-62～图4-65）。即便修复体是可拆卸式的，我们也要将它当作患者口腔的一部分，谨慎清洗。

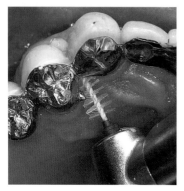

图4-57　利用PTC牙间牙刷对牙桥的连接部进行清洁与研磨。

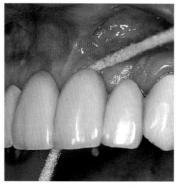

图4-58　对狭窄的、工具不好进入的地方，可以使用粗牙线或是洁牙贴等工具。

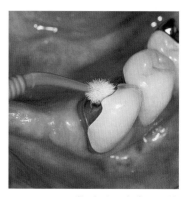

图4-59　用微型刷子清洁牙冠修复体上支托窝的细小凹陷。

清洗义齿

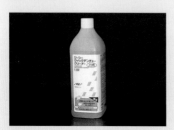

图4-60　义齿快速清洁剂。

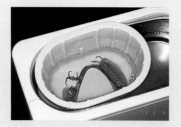

图4-61　在清洗自然牙的同时，使用快速义齿清洁仪器对义齿进行超声波清洗。

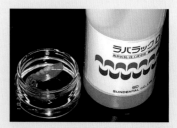

图4-62　品名：RabarakkuD（SUNDENTAL）

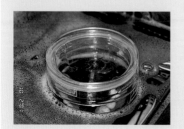

图4-63　用RabarakkuD超声波清洗液来清洗时，必须把义齿放入专用容器中来进行。

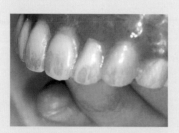

图4-64　清洗前的义齿。人工牙与牙套部分有顽固的着色。清洗前的义齿。人造牙和基托部位可见一些顽固色素。

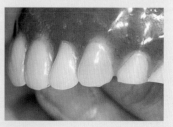

图4-65　用RabarakkuD清洗后的义齿。

义齿的色调要在PMTC后再决定

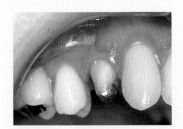 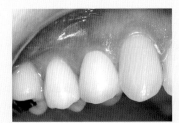 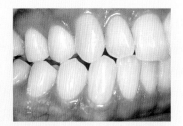

图4-66　想要确定"4"的色调，首先要用PMTC将两侧的牙齿清扫干净。

图4-67　用暂时冠确认其形态是否合适。

图4-68　装上瓷牙后，假牙与真牙色调保持一致，较为美观。

便于维护的修复设计

为了方便定期的维护，可考虑采用套筒冠设计。将内层冠套在基牙上，然后再暂时戴上外层冠，进行长期观察[3]。

表4-2　套筒冠的特征

因为可拆卸，所以能灵活应对基牙的预后不良、桥体破损等术后隐患。
就算连桥的一部分材料变质，基牙也受金属内冠所保护，不易发生继发龋齿。
桥体部分可拆卸，便于定期维护时的牙周状况管理。
在对牙齿进行倒模后，可根据牙齿的缺损状态对内冠前端的粗细进行调整，恰当地改变桥体的支持力。
外冠的边缘被设定在牙龈上方，比较容易取模。
与Konus Krone等假牙类型相比，患者自己拆卸时不用担心美观问题和咬合稳定性的变化。
毕竟有暂时性，所以能提升患者来院复诊的积极性。

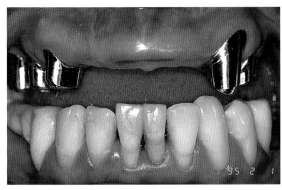 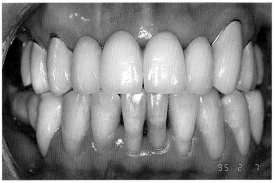

图4-69，图4-70　45岁，女性，治疗结束后。考虑到基牙的预后，采用套筒冠与连桥结合修复，给患者戴上暂时冠进行长期观察。根据基牙的数量、强度、分布状态进行调整，平均在7°左右。在制作修复体时，用树脂制作暂时冠，进行充分观察，确认牙周组织的治愈情况、咬合程度、美观度以及牙冠的轴面形态。在制作瓷牙时，对未上釉的外层冠进行咬合接触、前导量、牙冠的轴面形态及楔状隙等的检查后才进行上釉。暂时佩戴的外冠使用了HY-BOND CEMENT-Soft(松风)这种粘接材料进行粘固。这时，漫长的口腔维护之旅已经开始了。

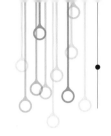

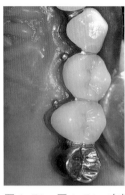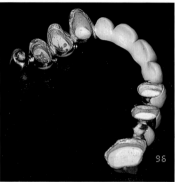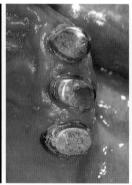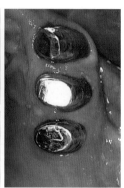

图4-71~图4-74　在桥体的舌侧或者牙齿邻接部留下几个便于摘取的把手。在复诊时将桥体拆下来,确认牙冠材料是否完好。用各种刷子仔细地清洗周边,确认牙根有无粗糙部分,有无牙石,必要时予以除去。

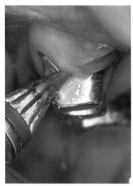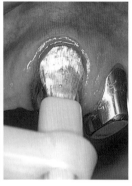

图4-75,图4-76　使用抛光杯#1805对内冠周围进行PMTC。使用粒子较细的研磨剂。对边缘部仔细涂抹氟化物。

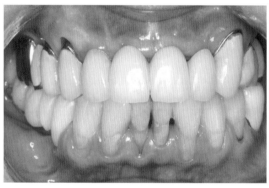

图4-77　初诊后约12年,第18次复诊。除了边缘部出现崩瓷以外,状态良好。

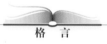

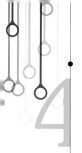

4
5

对矫正中的牙齿或年轻恒牙的 PMTC

▍矫正治疗中进行的 PMTC

矫正治疗期间，牙面上装备了各种各样的装置，患者口腔的状态变得极其复杂。钢丝托槽周围和钢丝的缝隙间会积蓄食物的残渣和牙菌。有些患者还会出现唾液量减少的情况。因此我们必须把它当作"高风险的口腔环境"。

有时，就算我们对患者说"要把牙齿弄整齐一点很不容易，如果长虫牙那就太可惜了""刷牙的难度确实是变高了，但我们一定要加油"这样的话并进行鼓励，患者的自助护理水平也提升不上去。牙面有可能在矫正治疗期间就发生脱矿。矫正治疗结束后出现龋齿的情况也不在少数（图4-78，图4-79）。

特别是年轻人。年轻人对牙科疾患的危机感较低，不太在意。我们有必要与监护人达成共识，在零食、饮食习惯、生活等方面监督并改善患者的习惯。

矫正治疗期间，口腔环境因为牙面上的各种装置而变得非常复杂，所以光靠患者自己刷牙是不够的。我们还要积极地对患者进行 PMTC。

具体地说，我们可以用抛光杯#1805仔细清除附着于托槽和带环周边的细小凹凸部的牙菌斑（图4-80，图4-81）。可以用辅助刷等工具适当刷过一遍后再进行清除，这样效率会更高。白色尼龙制的抛光刷#212也能很好地贴合装置周边以及钢丝下方的狭窄部

分，非常方便（图4-82）。

遇到更加狭窄的部分时，我们可以使用弯手机专用的 PTC 牙间牙刷，将其顶端轻轻触碰牙面，以低速旋转清洗（图4-83）。对于牙齿邻接面的清扫，我们需要根据空隙状态使用不同的尖片。薄铲形的尖片非常方便，使用频率较高。

矫正治疗中如发现牙龈有炎症，可以结合对牙龈沟内或假性龈袋的清洗与除菌，适当进行 PMTC（图4-85）。

▍矫正治疗后的 PMTC

矫正治疗结束后的维护也是非常重要的。矫正后，如果牙面发生脱矿甚至是牙颈部的初期龋齿，我们需要特别仔细地进行 PMTC 与氟化物涂布（图4-88~图4-90）。

这时，为了确保牙釉质的钙化不被遏制，需要使用粒子最细小的研磨剂。对脱钙较为严重的部位，需用抛光杯#1805直接蘸取含0.4%氟化亚锡的凝胶进行涂抹。使用时要将抛光杯的侧面和尖端贴合牙面，柔和操作，然后悉心涂抹氟化物（图4-92，图4-93）。

正如前文所述，抛光杯和尖片等 PMTC 工具接触牙面时的力度大小需要视具体情况而定。我们需要将 PMTC 工具使用得像自己的手指一样灵活。

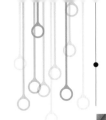

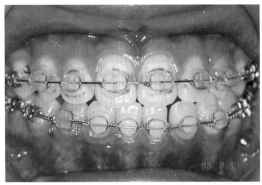

图4-78 12岁,女性。矫正治疗期间托槽周边发生牙釉质脱矿。

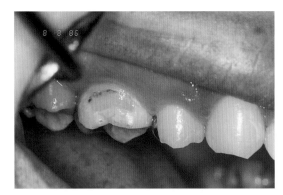

图4-79 16岁,男性。矫正治疗结束,摘下带环以后发现龋齿。

矫正治疗中的PMTC

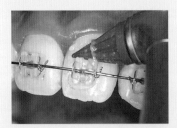

图4-80 对托槽周边进行PMTC。利用#1805抛光杯的尖端部分对凹凸部进行清洁。

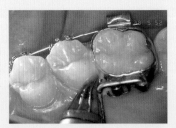

图4-81 对带环周边进行PMTC。因为自助护理很难处理这个部位,所以要仔细确认此部位牙龈是否发炎。

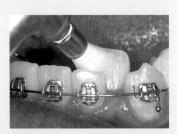

图4-82 利用抛光刷#212对托槽周边以及钢丝下方的狭窄部分进行清洁。

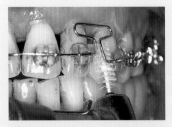

图4-83 用弯手机专用的PTC牙间牙刷(C.G.)对非常狭窄的部分进行清洁。

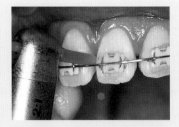

图4-84 用薄铲形的尖片清洁并研磨牙间及牙面的牙垢。

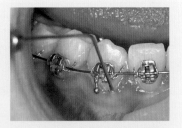

图4-85 对假性龈袋的清洗。发现牙龈有炎症时,要配合除菌等操作适当进行PMTC。

对年轻恒牙的PMTC

以上方法也适用于对年轻恒牙进行的PMTC。处理正在生长的六龄牙(图4-86)时,可用抛光杯#1805的尖端蘸取氟化物凝胶,将抛光杯伸入小窝裂沟中清洗(图4-87)。抛光杯整体包括尖端都很柔软,适用于对儿童的治疗。

当儿童龋齿感染性较高,年轻恒牙的牙面发生脱矿时,可以用同样手法进行PMTC,频繁涂布氟化物。这时,涂抹含氟化物的凝胶后,可用黏度更高的含氟凝胶进行二次涂抹。

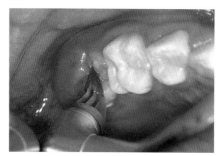

图4-86 正在生长的"6̲"。牙齿的远中部分还埋于牙龈中。

图4-87 以抛光杯#1805的尖端蘸取含氟化物的凝胶,将抛光杯伸入小窝裂沟中进行清扫。

矫正治疗后的PMTC

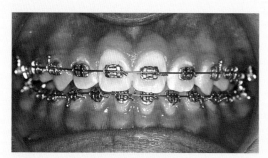

图4-88 13岁,女性,矫正治疗中。

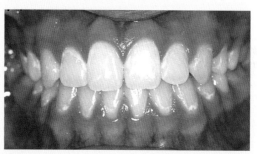

图4-89 矫正治疗后。牙颈部发生了大面积的脱矿。

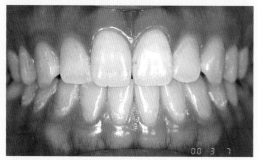

图4-90 矫正治疗结束6年后。通过定期的PMTC与频繁的氟化物涂布,牙颈部有重新矿化的趋势。

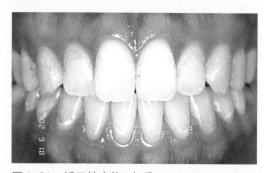

图4-91 矫正结束约8年后。

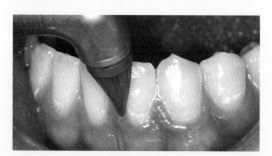

图4-92 使用时要将抛光杯的侧面和尖端贴合牙面,柔和操作。

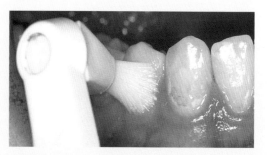

图4-93 PMTC后要悉心涂抹氟化物。

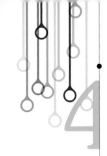

4

6

口腔护理

▌ POC（Professional Oral Care）

在以牙科治疗为目的的患者中，有很多人身患各种全身性疾病。因药物副作用等的影响，这些患者的口腔往往极度干燥或伴有各种炎症。

在日常诊疗中，我们很少看到以这种情况为主要动机来院的患者。但是我们有必要通过牙科临床发现这种危险的信号，使用各种各样的口腔护理手法，拯救这些"尚不起眼"的患者。没有医生会让患者自己对伤口进行消毒。我们首先要将病症的根源——病菌温柔地除去。这是专业人士对弱者的关怀，绝不是对患者的宠溺。

在反复的问诊中，我们发现有很多患者的重度龋齿、牙周炎是与黏膜的病变有关。也就是说，来牙科医院治疗的患者中，有一部分患者需要包括口腔黏膜在内的专业口腔护理。

▌ 对口腔黏膜的护理

重度糖尿病患者黏膜上偶尔会出现的大溃疡与舌苔、口腔干燥症患者特有的黏膜糜烂、难治性的扁平苔藓……遇到这些症状时，我们需要将除菌、专业刷牙与PMTC结合到一起进行口腔黏膜的护理。

护理的主要目的是尽可能地除去积蓄在患者口腔内的细菌。有时其目的也包括缓和因细菌而引起的各种疼痛。

关于细菌的具体除去方法——首先要尽可能频繁地清洗口腔。清洗液可用PMTC时使用的精制水、各种漱口水及含漱剂的稀释液等。使用这些不仅能清洗口腔，还能给患者带来清洗后的爽快感。

对于附着在舌头及颊黏膜上的细菌，我们可用折成小片的纱布或是较大的棉球蘸取清洗液进行仔细清洗。在发现牙龈、颊黏膜、舌头等部位有糜烂或溃疡时，可用吸了含漱剂的脱脂棉对患部进行按压清洗。要用柔软的海绵或是折成小片的纱布小心擦拭舌苔。

无论何种情况，我们都要避免对黏膜使用较强的药液或过度刺激黏膜，这些均会给黏膜造成伤害。在一些情况下，选用含玻尿酸的保湿剂或副肾皮质激素软膏可达到良好效果。在怀疑有假丝酵母菌等真菌类感染时，可让患者含漱带抗真菌剂的糖浆。要用尖端纤细的工具以及低功率的超声波刮治器将牙面及龈袋内的细菌除去，然后再利用前文所述的清洗液进行清洗。

除此之外，在遇到患者口腔或咽喉炎症严重并伴有疼痛的情况时，可使用以保护黏膜为目的的各种黏膜保护剂。在黏膜较为脆弱，经受不了与义齿等的摩擦时，黏膜保护剂的作用也很明显。

▌ 口腔干燥症（Dry Mouth）

一说到口腔干燥症，我们总容易联想它是患有全身性疾病的——主要是高龄患者的——重症表现。其实，在平常到牙科医院就诊的患者中也有很多需要针对口腔干燥症

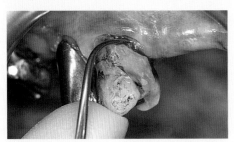

图4-94　除菌一。利用探针等尖端弯曲的纤细器具将牙颈部、牙面以及牙周袋内的牙菌斑除去。

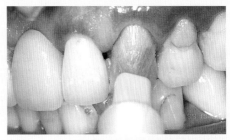

图4-95　专业刷牙。在处理口腔干燥症等牙龈有疼痛的情况时，可先用柔软的牙周袋清洁刷等工具小心清理牙菌斑。

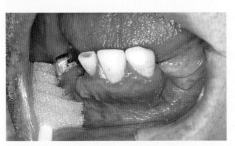

图4-96　擦拭黏膜时，如果黏膜充血或糜烂，可使用口腔护理海绵或大的口腔护理海绵(井上配件有限公司)轻轻擦拭黏膜。在温水里加入漱口水，然后稀释，以此作为清洁液。

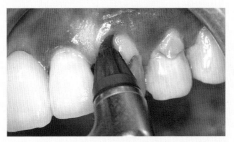

图4-97　PMTC。想进行机械性清洁时，需用抛光杯对牙颈部和邻接面进行柔和操作。要选用颗粒较细的研磨剂。

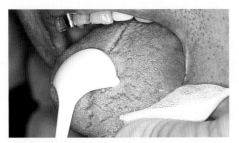

图4-98　对舌头的擦拭。使用舌刷对舌苔进行清洗。在舌头有痛感时，可使用柔软的海绵刷或是纱布。

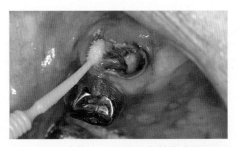

图4-99　除菌二。因为全身性疾患等原因而不能马上拔牙时，先用小刷子将残留在残根中的牙菌斑清理干净。即便是在这种情况下，我们也要尽可能清除牙菌斑。

进行口腔护理。

　　有些患者症状很轻，不经医生提醒甚至发现不了。有些患者症状严重，几乎不分泌唾液。不过大多数人的生活质量都不高，口腔时常有一种干涸感。个人认为，这种干涸不仅是身体上的干涸，还是心灵的干涸。这些患者所需要的不仅是专业的医疗，还有医生的同情、理解与关怀。

　　通过"口腔护理"这个途径接触患者时，甚至光是听听患者发牢骚就能获得患者极大的信任，或许患者是认为他们终于遇到了理解自己长年苦恼的医护人员吧。

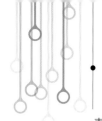

表4-2 与口腔干燥相关的一些常见症状[4,5]

口腔部位	
唾液	唾液量减少、泛泡、黏稠性增强
嘴唇	干燥、干裂、口角炎、嘴角糜烂
舌	有灼热感、有疼痛感、舌头红而扁平(舌头干燥,舌头表面的舌乳头萎缩时的状态)
牙	继发性龋齿、牙根龋齿、食物残渣的停滞、口红会粘在牙齿上
脸颊	干燥
唾液腺	肿胀、疼痛
口腔	口渴,需要频繁摄取水分。吃饭时要送水才能咽得下
咀嚼	难以咀嚼干燥的食品。假牙等会给口腔造成摩擦伤
吞咽	困难(吞咽障碍)
发声	困难(发声障碍)
味觉	困难(味觉障碍)

其他部位	
喉咙	干燥、声音干瘪、持续的干咳,有刺痛感
鼻	干燥、痂皮频繁形成、味觉减退
眼	干燥、灼热感、痒、像眼睛进沙子了一样的感觉、感觉眼皮紧紧贴在眼珠上、视觉模糊、流泪、对光敏感
肌肤	干燥、蝶形红斑、血管炎
关节	关节炎、疼痛、肿胀、硬直
消化管道	便秘
阴道	干燥、灼热感、痒、反复的真菌感染、性交不适
全身	倦怠、虚弱、全身疼痛、体重减轻、精神衰弱、忧郁

表4-3 对口腔干燥症患者进行的口腔护理及使用的器材与药剂[4,6]

	应答群 (唾液腺尚有功能时) 注重促进唾液的分泌	非应答群 (唾液腺功能基本缺失时) 注重湿润口腔
提高口腔润泽度的方法	分多次摄取食物 多吃纤维性食品 嚼无糖口香糖 舔无糖片 摄取水果或含有酸味的食品 唾液分泌促进剂(茴三硫,麦门冬汤)等	频繁喝水(喝茶) 频繁用水或茶润口 避免吃刺激性的食物 尽量避免房间干燥 使用人工唾液
	外出时戴口罩 改善口腔呼吸习惯 口腔机能复健	
	自我护理	专业护理
减少口腔内细菌的方法	坚持刷牙 频繁刷牙	频繁的口腔清洗 定期的PMTC 用折成小片的纱布或是较大的棉球擦拭舌苔。也可使用柔软的海绵刷或是纱布 使用尖端纤细的各种工具除去牙齿周围的牙菌斑(除菌) 使用超声波刮治器(Piezon Master 400等)对牙周袋进行清洗 选择并使用各种含漱剂(GUM CHX:SUNSTAR,Con-Cool:Weltec) 怀疑有假丝酵母菌等真菌类感染时,用含抗菌剂的糖浆擦拭口腔或是让患者服用
保护口腔黏膜的方法	含有副肾上腺皮质激素的软膏(地塞米松软膏,曲安奈德) 黏膜保护剂,黏膜保湿剂	

表4-4　对口腔干燥症进行诊查时需特别留意以下几点：

唾液的量与性状。 多发性龋齿。 义齿的不贴合与咬合不佳等造成的咀嚼障碍。 患者的常用药（降压剂、精神安定剂、抗抑郁药、利尿剂、花粉症治疗药剂）。 工作与家庭的压力。 生活不稳定。	是否频繁摄取冰凉饮料（特别是夏天）。 是否使用治疗支气管炎的糖浆与喉糖（特别是冬天）。 是否吸烟。 是否用口腔呼吸。 更年期综合征。

感悟

只会治疗不足以为傲

　　说来惭愧，我以前一直认为修复体之所以不长久是因为不适合。我记得上大学的时候老师也说过合适的修复体是不会坏的。我自信比常人更努力学习取模与制模，也对自己制作的修复体的适合度有自信。所以在过往的一段时间内，我狂妄地认为"自己做的修复体之所以会坏是因为患者太不小心"，根本没去在意护理和维护等问题。真是年少轻狂。

　　现在，我出于种种机缘来到母校指导学生的临床实习。让我感到最困惑的是，现在的教育依旧只看重"治疗"。或许还有很多学生相信修复体之所以不长久是因为不适合。

　　就说牙周炎。比如一个患者突然牙周炎来院，他非常痛苦。而医生只会诊查、用药、指导患者刷牙……从没有人将身为病症根源的牙菌斑温柔地除去，以及清洗患者的牙周袋。他们甚至连口腔护理所需的器材都没有。也就是说大学终究是个教学生如何诊断、治疗的地方，牙科医生们在学习到这些技术后就开始了他们的临床生涯。

　　在医学的世界中，就算长期进行"护理性的行为"让病情好转，"护理性行为"也不会被人所认同与赞扬。护理明显被当成了"不需要医学的人"和"被医学抛弃的人"才去做的卑贱工作。而病症治愈的功劳被挂在了医生伟大的力量上，哪怕医生只在那么一瞬间"显灵"。只要医生进行了某种治疗，让疾病出现了被治愈的征兆（可能连这都是暂时的），大家就皆大欢喜了。

　　在那里，关注患者、长期关怀患者的理念严重缺失。

　　南丁格尔曾经向世界展现过其崇高的看护精神。而在现在的牙科世界，我们也需要有人站出来展现护理的无限可能性。想让它在医学的世界成长，我们需要可以证明"护理能因地制宜应对每个患者的风险"的临床业绩。这和杂志上华而不实的修复技术秀完全不同，需要的是脚踏实地的经验累积。

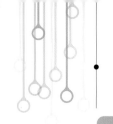

南丁格尔的心

"如果一个国家的护理水平落后，不论其医学水平有多么发达，它都不与人们的健康状态挂钩。"这是 WHO 第一次护士委员会的报告书中的话（1950年2月）。意思是说，在医疗领域，"医学（或者治疗）"与"护理"是相辅相成的。

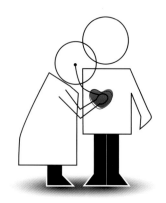

但是，在当今的牙科医疗领域，治疗的技术总是过于耀眼，"以护理的视角关怀患者"的理念总是得不到提倡。结果就是，一些走不上名为"治疗"的正轨，却又已经超出了预防范畴的所谓无法挽救的患者就得不到救治。

在牙科领域中，"无法挽救"指的是"无望"，也就是"不得不拔牙"。就算拔了牙齿也不会有生命危险，之后还有可能恢复一定机能，所以当然会有人认为没必要把事情想得那么严重。如果患者也对此表示理解的话就好办了。然而，从临床角度来说，这种理想的状态并不常见。在医护人员看来已经没救了的牙齿在患者看来往往是"还能用"的。

怀着疼痛与纠结来到医院的并不是牙齿和牙龈，而是患者。他们是人。所以，我们的焦点也必须集中在患了病的"人"身上。

如果说"治疗"的对象是"疾病"。那么"护理"的对象则是患了病的"人（患者）"。虽然"牙科医疗中的护理"这种概念还很陌生，但我觉得我们洁牙师通过 PMTC 清洁患者牙齿的行为就是一种护理精神的体现。

被称为护士精神始祖的南丁格尔在其著作《护理札记》中将"护理"定义为"整顿患者的生活过程，确保其生命力的消耗处于最低状态"，还说护理重视"在患者因外因[1]而抱恙或因内因[2]而衰弱时，从身体上，精神上最大限度地缓和患者痛苦"[3]。

我们关怀眼前的患者，希望患者病况好转的温暖心意的本质正是这个精神。它也必须引起我们洁牙师的重视。

波多野映子

*1 除去外因的行为：TBI、刮治、牙根平滑术、清洗龈袋、PMTC 等。
*2 治愈内因的行为：考虑患者的生活习惯、病菌的被感染性、组织反应等各种风险因子，帮助患者，照顾患者。
*3 "护理"的"分析疾病的内因与外因并对其施以恰切的技术与援助"的科学性也得到了证实。

系统性医疗与木桶理论

植物营养学中有这么一条法则——"与生长相关的种种因素中供给比率最小的因素（限制因素）将最终决定植物的生长态势"。在说明这个原理时，我们经常用到木桶这个例子。在木桶原理的图中，木桶中的水代表植物的生长态势，各种肥料成分构成了木桶的各块木板。不管哪里出现短板，水都会从那里流出，植物无法顺利生长。

在考虑系统性医疗的时候，木桶原理的示意图就很值得参考。

在牙科的系统性医疗中，如果无法将所有的项目维持在较为均衡的水平，那么对单一口腔进行的高质量医疗（Interdisciplinary Approach in Dentistry）则不可能被实现。此时，修复治疗、牙周治疗等各领域的治疗行为代表"木板"。只要其中一项很低，水就会不停地从短板处流出。

理解木桶理论的人应该有很多，然而以木桶理论来理解传统性医疗的医生恐怕还很少。

"从治疗转向护理"这句话很常见。但是从这个图解中我们可以看出，只有当"治疗"与"护理"维持在较均衡的水平，临床的品质才会得到提高。

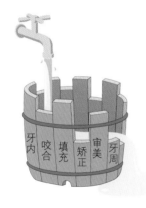
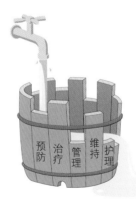

Book Review

一念——吉田兼好

"虚度一念，令人扼腕"，出自《徒然草(第一百零八段)》。"一念"即为"一瞬间的意念"。意思是，人应该将自己的一切浓缩进其生命的每一个瞬间，全心全意地活下去。这句体现了兼好的生死观的话时刻警醒着我。

【立川昭二：日本人的死生观. 筑摩书房，东京，1998】

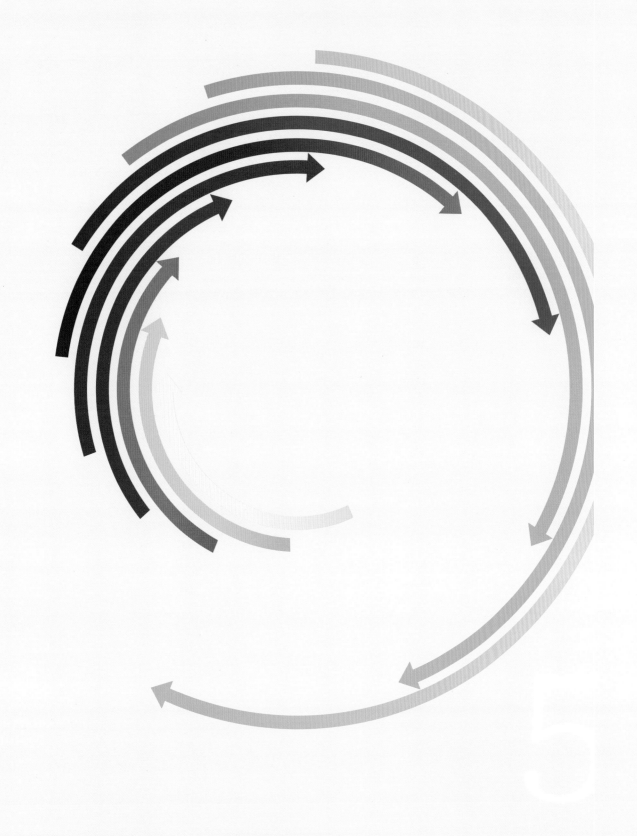

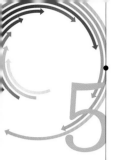

第5章汇总了来自多位牙科医生与洁牙师的问题。本章内容和正文内容会有重复。各位在平时医疗中遇到问题时不妨参考参考。

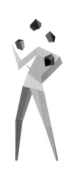

问与答一

 如何有效率地进行 PMTC 和 SRP？SPT 所需的时间大概是多久呢？

A 熟练掌握包括拔牙在内的各种专业技术是前提。重要的是要时刻注意自己该处理的是牙龈上方还是牙龈下方，是牙面还是牙根，是牙周炎护理还是黏膜护理。

同时，处理目标的不同（是着色，或是牙石，或是细菌生物膜），使用的药剂和工具也会不同。我们有必要时刻明确，不做任何多余的事。如果对所有患者都采取一样的操作的话，不仅效率低下，还有可能造成器械使用过度。

在操作技术还没熟练的时候，可根据患者的具体状态，对照表5-1中的项目进行处理，渐渐达到熟练。如此操作一段时间后，效率一定会得到提高。

并且，对 PMTC 和 SRP 等处理来说，"快"代表熟练，"温柔"才代表一流。不管是进行何种处理，我们都必须提升自己的技术水平，争取在处理结束后能听到患者说"一点都不痛，非常舒服！"（不过度伤害牙龈、牙面和牙根。）

SPT 所需的大致时间主要取决于洁牙师的熟练程度。如果将与患者对话、整理资料的时间算在内的话，一般我们要花一个小时在一个患者身上。如果提升了熟练度并且明确当天 SPT 的具体内容，则 SPT 时间可以缩短。因此，建议洁牙师们采取患者负责制。

表5-1　提高 SRP、PMTC、清创术等的效率的重点

想清理什么？
想清理的东西在哪里？
为什么要清理？
成分是什么？成因是什么？
使用什么工具清理？
隔多久清理一次？

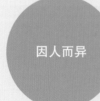

因人而异

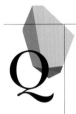 近几年，牙周炎被认为是与各种全身性疾患有关。那么细菌是从哪里，又是以怎样的方式进入体内的呢？这与 SPT 又有怎样的关系呢？

A 图 5-1 表示的是牙周治疗前的牙周组织状态。牙周炎患处的牙周袋的上皮因为发炎而破裂形成溃疡，时常伴有出血，血管结缔组织处于暴露在外的状态[1]。试想，如果每 1mg 唾液中有 10^8 个细菌（细菌生物膜状的牙菌）附着在上面[2]，那么细菌很容易通过结缔组织中的毛细血管侵入体内，引发各种各样的全身性疾患。

SPT 是将牙周组织维持在稳定状态的治疗技术。在理想状态下，从积极治疗转向到 SPT 时，长上皮性附着应该得到了重建（如图 5-1-②所示）。但在实际的临床中，我们往往因为各种理由被迫留着牙周袋进行 SPT。这样的附着非常脆弱，有时在 SPT 诊查时还能发现很深的牙周袋。从牙周医学的观点来看，这与全身性疾患的风险直接相关。因此，正如本书中 31 页所述，SPT 诊查的第一项内容便是"更新牙科、内科病历"。

所以，SPT 中持续将牙周袋内的生物膜状态的成熟牙菌、坏死的牙骨质、牙石、内毒素等除去（牙周清创术），改善牙龈下方的生物学环境的行为不仅对局部，而且对全身的健康来说都极其重要。

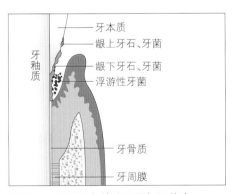

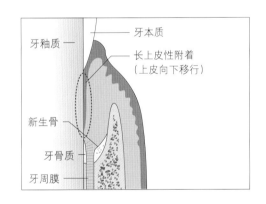

图 5-1 牙周治疗前的牙周组织状态

① 患牙周炎的牙周组织。牙周袋的上皮因为发炎而破裂,结缔组织与细菌直接接触。

② SRP 等一般的牙周治疗结束后,牙周组织的长上皮性附着应该得到了重建。SPT 时,要注意检查这个附着是否被破坏。

为了提升维护的质量，与患者建立长期的关系，我们应该怎么做？

 如果没有"确实不肿胀了""确实不痛了""确实不长虫牙了"这样的实际感受，不管我们怎么求患者回院复诊，患者都不会答应。也就是说，提升包括预防在内的口腔维护质量是关键。质量越高，患者越愿意复诊。这其实和培养回头客的餐饮店和美容院是一样的。

只要稳扎稳打进行护理，维护就肯定会有成果。患者能敏感地察觉医院护理品质的高低，只不过他们会把话藏在心里。我们要注意一些细节，比如清洗牙周袋时是否用了口感较好的含漱剂？在护理红肿的黏膜时，是否注意不伤害到组织？在进行刮治时是否弄疼了患者？PMTC 或 SRP 时是否无意间弄伤了牙面或是牙根？初次诊断时是否太按部就班（比如"不管患者具体情况如何，总之先上超声波刮治器"）？……

再仔细看看医院整体的氛围，看这样的氛围是否能提升患者复诊的意愿——患者挂号时工作人员的态度如何？患者等了多久？工作人员是否笑脸相迎？厕所是否打扫干净？奉上复诊卡时是否满怀诚意？传单等的内容是否丰富？……最重要的是，是否所有医护人员都想着全心全意为患者服务？

其实，在讨论医疗技术如何之前，我们应该先看看自家的医院系统是否已经完善。如果将这些小细节不断积累到"维护"之中，医院将会获得巨大的力量。反过来说，哪怕是一些医疗上的小问题，哪怕是器械操作不当或言语不当都有可能导致患者不再来院。因此我们必须谨慎行事。

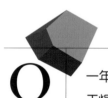 一年前装了上颌义齿的患者说唾液分泌变少，口腔变得很干燥。有什么用药方面的建议吗？

 这个问题是关于口腔干燥症的用药的。如果患者的唾液腺尚能工作，那么 Saligren（日本化药）等唾液分泌促进剂或许能帮到您。

如果是短期服药，促进唾液的分泌还有利于缓解患者的疼痛。请仔细阅读说明书后再使用。如果只是为了缓解患者的疼痛，一般的消炎止痛药就行了。

如果患者的唾液腺已经完全不能分泌唾液，那就只能使用口腔湿润剂而非唾液分泌促进剂了。这方面的代表性药物是 Saliveht（帝人）。然而其口味较差，使用口感也不太好。

我们会让患者随身携带小的塑料瓶，并

让患者隔三十分钟左右便用瓶中的水或绿茶润口（塑料瓶法）。这个方法很简单，但是非常有效。在患者黏膜有剧烈疼痛时，可以配合消炎药采用此法。

这个问题其实没有所谓的标准答案，我们必须充分熟悉患者包括生活背景在内的各种细节，对症下药。黏膜的状态因人而异，所以要对不断的尝试与失败有心理准备。

黏膜发炎（伴有疼痛）时，可将 ConCool F（Weltec）、GUM Dental Rinse（SUNSTAR）、Neostelin（日本牙科药品）等含漱剂与 0.1% 曲安奈德口腔软膏（Bristol-Myers Company）等配合使用。

适用于以上两种情况的药物是麦门冬汤（津村医药用汉方药剂 29 号）。在喉咙有干哑、干咳症状时特别有效。顺带一提，东京医科齿科大学经常会给因上腭癌等原因导致唾液腺无法工作的患者开这个药，我们之前也开过。使用后有效果的患者大概占总人数的一半。毕竟是中药，并不是速效性的。

另外，以保护黏膜为目的的，含保湿成分的 ConCool Mouth Jell（Weltec）、Oral Aqua Jell（C.G.）等也可能有效，特别是对感觉黏膜整体刺痛以及口腔极度干燥的患者。也可以将这些涂抹在假牙套与黏膜的接触面上，充当缓冲材料。

除此之外，还推荐润湿喷雾 Wet Care（KISSEI）与无酒精的口腔清理剂 Aqua Balance（LION）等。

总之，患者唾液腺还能工作时请选用唾液分泌促进剂，如果患者唾液腺无法工作则选用黏膜保护剂与口腔润湿剂。不管遇到哪种情况，我们都要尽可能频繁地进行除菌、牙周袋的清洗与 PTC（PMTC）。

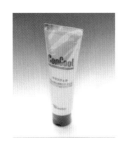

ConCool
Mouth Jell
（Weltec）

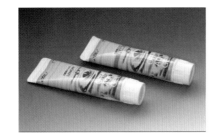

Oral Aqua Jell（C.G.）

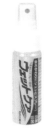

Wet Care
（KISSEI）

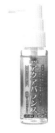

Aqua Balance
（LION）

问与答五

Q 如何在考虑 PMTC 利润的同时更好地将 PMTC 应用于临床中？

A 写这本书就容易给读者造成一种"必须要对所有患者进行完美的 PMTC"的错觉。实际上我们日常应用的 PMTC 并不是独立于治疗的，而是融入了集预防、治疗与管理于一身的医护系统之中的。

因此，我们没必要对患者强调说"接下来要做 PMTC 了"，也不能对 PMTC 进行单独收费。它有时是牙周治疗的一部分，有时则与龋齿治疗搭配进行。

最重要的是医务人员要心系患者，要怀着长期护理的心意关怀患者。当然，考虑收益也是非常重要的，必须要在这一点上下功夫。只要通过护理建立起患者会定期来院的系统，之后就主要是洁牙师的工作了。收益方面的问题应该也不难解决。

首先应该找到并培养适合与自己搭档的洁牙师，和洁牙师一起参加研修会，一起学习。不能把她们称为"从业员"或是"女生"。她们是医护人员，是搭档，必须怀有敬意接触对方。在很多时候，我们还能从她们身上学到不少。

如果有时间，就先给患者洗洗脸，刷刷牙，涂涂氟化物。遇到患者牙周炎发作，则注意观察患者的生活背景以及全身状态。还要充实医院内的宣传资料，以便患者更好地理解治疗。

我们的医疗系统是花了很长时间才构筑起来的，现在也在不停地变动。所以请医生不要急躁，慢慢建立起自己的系统。

关于治疗方面我想强调的是，我们不能懈怠于提升医院在牙周治疗及修复治疗方面的水平。如果看不懂 X 光片，发现不了牙根粗糙面，那么再怎么进行 PMTC 也是没意义的。

护理与治疗是相辅相成的。请放心将护理交给搭档们吧，医生的主要责任在于治疗，好好磨练技术才是正道。

如果做好了预防与管理，那么在其他医院得不到良好救治的患者一定会闻声而来。如果用心治好患者并且注意后续管理的话，觉得花钱很值的患者肯定会越来越多。在预防、治疗、管理三方面取得平衡之后，生意一定会越来越兴隆……

总之加油吧！PMTC 不过是一流牙科医疗所需的一小项技术而已。

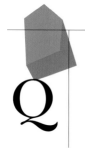

问与答六

Q 我来私人诊所当医生已经一年了，这个诊所没有所谓的召回患者的系统，只会对主动上门的患者进行治疗。有很多患者不痛了就不来了，还有很多患者非要拖到病情严重得无法挽救时才来。到底要怎样拯救这些患者呢？

A 这个问题很复杂。我个人觉得，我们没有必要纠结该如何拯救那些不把失去牙齿当一回事的患者。这就是所谓的医生的"一厢情愿"。热脸贴冷屁股是很痛苦的。

问题在于，为什么这些患者不到万不得已的时候不来医院呢？哪怕是在这些患者之中，认为"丢了牙齿是件好事"的人也不多吧。该不会是"医生弄疼我了""牙医很可怕""医生会收很多钱"这样的想法让他们不敢来院了？

如果是这样的话，我们应该先脚踏实地进行无痛的、不可怕的、尽可能舒适的护理，而不是哀叹患者为什么总是等到万不得已才来医院。

我们是否一上来就对患者进行了过度的治疗？是否一遇到严重的牙周炎就想着拔牙？是否被患者"想要早点结束这场噩梦"的心情影响，进行了消极的治疗？是否因为对枯燥的临床生涯感到厌烦，见到什么患者都无止境地强调牙齿的重要性，结果让患者无法忍受？

以上所有举动都是不可取的。应对患者时我们不能只动理性的脑筋，也要尝试一下从感性的角度入手。

在大多数情况下我们并不需要着急治疗，除非是遇到伴有疼痛的急性炎症。所以，我们不能太急功近利。

如果发现了小窝洞，可先用玻璃离子水门汀暂时填充一下；如果发现了轻微的牙髓炎，可用含 CC 的丁香油黏固粉暂时封闭一下；如果突发牙周炎，可轻轻刮走牙菌，用清爽的洗液洗净患处。"如果又疼了的话请随时来找我们，我们会尽可能无痛地帮您解决。"——把治疗变得"随便"一点，你就会发现牙科的世界变了个模样。

不要认为不管患者患了什么疾病，医生都必须尽可能快地将其治好，特别是牙科疾病。牙科疾病是生活习惯病，是慢性病。所以哪怕是暂时治好了，疾病也会因为细菌的滞留或是患者生活习惯的改变而复发。"治疗"在这种疾病面前没有多大意义。

以长期的视角重新审视一遍牙科医疗吧。如果我们萌生了想要持续护理患者的念头，患者也一定会回应我们。

接下来才是重点。如果医生能在无痛的、不可怕的并且便宜的牙科护理之后迅速进行最有效的治疗，那我无话可说。但实际上这很难做到：或许医生技术有限；或许医生在想法方面有偏差；或许医护人员实力有限……同时，患者恐怕会更早感受到这些。

如何？您有自信吗？您有足够的知识、技术以及大局观吗？最重要的是，您有自信

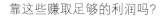

靠这些赚取足够的利润吗？

这个领域是实打实的，容不得半点虚伪。只要掺了水分，患者们便会渐渐对我们失去信任。

就拿牙周炎来说。光是除去龈下牙石，使牙根光滑润泽是治不好牙周炎的对吧？这些只是治疗牙周炎的必要不充分条件。而且，我们必须无痛地给所有患者进行这样的操作。如果无法保证对所有的患者做到这一点，则要明确在什么情况下做得到，在什么情况下做不到。同时，对病情太过严重而无法进行此类操作的患者，我们还要考虑该如何延续其牙齿寿命，如何缓解他们的疼痛……

再说个更典型的例子吧。如果有患者说"不管花多少钱、花多少时间都无所谓，请给我最好的治疗"，您有进行高预见性高品质全口修复治疗的自信吗？如果患者牙齿还剩很多，根本咬合不齐，并且有不断恶化的牙周炎呢？

我说的话或许是重了一点，但这就是事实。在我的印象中，那些感叹"这些患者不行啊"的医生从未拿出过一个像样的病例来。这里所说的"像样的病例"并不特指"光滑锃亮的全口修复"，光滑润泽的牙根、漂亮的填充、漂亮的骨再生、清晰的 X 光片、尺寸合适的牙冠……哪怕是仅对一颗牙齿进行的操作，这些都可称为"像样的病例"。

临床靠的是治疗与护理的平衡。同时将两者维持在较高水平才能实现高品质的临床。您还很年轻，所以请不懈努力。我像您这么年轻的时候也烦恼过同样的问题，而且这样的烦恼到现在都还没有完全消失。所以，我非常理解您的感受。

最后我再强调一遍。从明天开始，您一

定要将"不着急，不给患者带来疼痛，让患者舒服地回家"这三点谨记于心。这样一来，您一定可以逃出现在的怪圈。

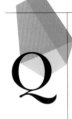

Q 我很清楚预防与护理的重要性，但不知道如何将预防与护理延续下去。最初积极来院复诊的患者也有可能无法长期坚持。每当碰上这种患者，我就觉得想要将预防与护理延续下去是很困难的。请问有什么能让患者长期来院复诊的诀窍吗？

A 可以理解，毕竟谁都不乐意来牙科医院啊。不管牙科医院的医疗技术有多高超，患者总归是不想生病，不想花钱的。从原则上讲，对被迫来医院接受治疗的患者，我们能做到的也只有"尽可能地让他们舒服地回去"，然而……

我们也苦于每天枯燥乏味的医疗活动、医院的经营、保险、与其他医护人员的关系、家庭、小孩等等琐事，不可能一直都对患者们和蔼可亲。就算心里知道这样不对，有时也还是会忍不住地说出如"怎么恶化到这种地步了？""你怎么不好好刷牙？"这样粗鲁的话。

恐怕没有多少人生来就能对任何人温柔并无时无刻不露出笑脸的吧。当然，我也不是这样的人。刚成为牙科医生的那几年，我每天都在冥思苦想，思考着到底该如何成为一个人见人爱的牙科医生。那段日子真的很心酸。

突然，我的想法发生了改变。我发现我们之所以感到心酸，是因为我们一直不得不去干"与患者的真实愿望相悖的事"。如果还有人能每天保持微笑干这样的事，那才叫不正常。那种医生很恶心。

所以我就在想能不能将双方都不情愿的事变成"你情我愿"的事……结果，PMTC这一系统诞生了。其效果比我想象中的来得还要快。患者们露出了开朗的笑容，我们也不需要强挤出假笑了。

虽然演讲的时候我总会突出PMTC，但其实我的临床和其他医生并没有什么差别。不过，我觉得我承受的压力恐怕要比其他医生小很多。这或许也是我能温柔对待患者的原因吧。

您不需要想方设法"变得人见人爱"。先找个好方法减轻自己的压力吧？PMTC或许能成为其中一个解决方式。

Q 如何动员患者进行 PMTC 呢？我想实践 PMTC，所以想问问您一般是以怎样的形式参与 PMTC 的。

A 在动机方面需要注意的是，我们不能像往常那样对患者"晓之以理"，而是要亲自清理患者的口腔，使患者自己萌生出来院复诊的想法或提升预防疾病的积极性，也就是所谓的"动之以情"。

当然我也会适当给患者解释一下机理，但实际进行护理工作的基本上还是洁牙师。

"这并不是您的错，并不是刷牙不到位。原因在于您的风险本身就很高。这和患上心脏病或是肾病的人一样，没有什么特别的理由。不管怎么节制，只要胃里有幽门螺旋杆菌就容易患胃溃疡。类似的，龋齿病菌多或者牙周炎菌强的患者需要付出比别人多一倍的努力才能保持健康。光凭您自己的力量无法彻底消灭口中的病菌，所以请定期地来接受专业护理，我们是守护您口腔的专业人士……"

我一直都是这样说的。

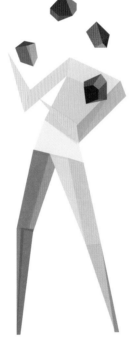

说一句大话吧——对医护人员来说最重要的，是"为患者着想的心"。

特别是在护理领域，温柔地关注着每一位患者的目光与心灵是必不可少的。

医生有必要学习诊断与治疗的技术，练就尽可能自然地，甚至能在与病人谈笑间贯彻这一点的本领与气度。不管 PMTC 有多优秀，治疗技术如果不行的话就没意义了。

为了长期地、安定地活用这项技术，我们有必要与洁牙师搭档。光凭牙科医生一个人是做不到的。

在互相认同、互相切磋的过程中诞生的有意义的诊疗体系才是今后牙科医疗所需要的东西。

至今为止那种牙科医生唱独角戏的牙科医疗一定会走上绝路。"治疗与护理的平衡"将会变得越来越重要。希望您与您的医疗团队今后能够蒸蒸日上。

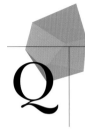

Q 请谈谈牙周治疗后的牙根暴露与酸蚀的关系。

A 因为 SPT 的成功维系与持续的维护，更多的患齿保住了。与此同时，一个问题也渐渐成为焦点，那就是牙齿损耗（Tooth Wear）。牙齿损耗是包括酸蚀、摩擦损耗、咬合损耗与内部损裂（Abfraction）等因素的综合病变（表5-2）。其中，牙齿被酸溶解的现象称为酸蚀。

牙周治疗后，暴露的牙根的溶解临界 pH 会变高，并且无法重新矿化（表5-3）。所以我们不仅要注意龋齿，还要更加注意酸蚀。表5-4 归纳了酸蚀的主要原因，仅供参考。这其中有一些患者不太希望被问到的隐私项目，所以在进行初期诊断时，我们必须要小心谨慎地提问。千万不要让患者认为我们是在怪罪他们。

很多时候，我们是在进行了多次 SPT，取得患者的信赖后才得知原因的。所以我们要反复进行牙周炎的维护，在维护的同时耐心询问其原因。

我们不能等牙齿损耗（不仅指酸蚀）发生以后再去想办法应对，而是需要在看到其征兆时便迅速提醒患者或进行护理，预防牙齿损耗的发生。

表5-2 牙齿损耗(Tooth Wear)的分类[3]

酸蚀	牙齿被酸溶解
摩擦损耗	除牙齿互相接触以外的牙齿的机械性磨损
咬合损耗	牙齿互相接触造成的牙齿损耗
内部损裂	硬组织内应力疲劳性微小损伤不断积累导致疲劳微裂（biomechanical 的负重造成的牙本质流失）

表5-3 牙釉质和牙本质的临界 pH 和矿化 pH

	临界 pH	矿化 pH
牙釉质	5.5	7.0
牙本质	6.7	—

表5-4 酸蚀的主要原因

> 过度刷牙（用了过硬的牙刷或是漂白系的牙膏）
>
> 黑醋、酸水、温泉水等极端养生疗法的影响
>
> 鲜果汁、碳酸饮料、乳酸饮料、酸奶等的过度摄取
>
> 孕吐及因孕吐而导致的离子水等的过度摄取
>
> 从事饮食业工作（特别是与酒类相关）的人的自发性呕吐
>
> 厌食症、暴食症、逆流性食道炎等疾病导致反复呕吐
>
> 经常使用醋酸、氟酸等酸性药剂的人（寿司业者、镀膜工业等）
>
> 有在工作中或是夜间大量喝酸性饮料的习惯

Q 为了让医院院长与其他工作人员在牙科医疗今后的存在形态上达成一致，我们需要如何理解牙科医疗的本质？

A 如前文说过的，"长久持续地进行维护"便是它的本质。治疗的成果在于"改变"，而维护则是注重于"维持现状"的护理行为。我们可以大致地给医生和洁牙师分个工——"医生负责治疗，洁牙师负责护理"。

一方面，治疗本身就是一种"被迫进行治疗的人"对"被迫接受治疗的人"进行的"被迫的"行为，因此它的根源中一直潜藏着一种不健全。医生可以将这种不健全的一面完全揽在自己身上。另一方面，为"由衷想要的"患者"发自内心地"进行护理的"健全的"一面则可以由搭档洁牙师负责。

洁牙师应该尽可能采取责任制分工，以关怀与慈悲之"心"，以治愈与支持之"技术"在医生与患者之间架起桥梁（图5-2）。维护没有所谓的套路，但只要将严格的治疗与温柔的"护理之心"互相搭配，维护就一定能大获成功。

在理解这一点的基础上思考一下您提出的这个问题的"本质"吧。这是一个非常难懂、深奥、时而令人愉悦的问题。因为"本质"这个词很哲学。"哲学"是一个永恒的主题。古今中外各种各样的人想尽一切办法都没有寻见其"真理"。所以，哲学性意味着难懂、深奥、有乐趣。"本质"一定有着各种各样的侧面。就拿牙科医疗来说，各个诊所都有不同的诊疗风格。从患者的角度来说，"个性化医疗"这种看似绕了弯路的医疗方式或许才是最接近本质的。

不过，医疗终究是一种科学，必须要追求一种普适的"客观性"与"合理性"。患者的个性与科学的普适性——"临床"便是这两者合二为一后的产物。在牙科领域，整个医疗团队还必须在这方面达成一致，确实是很难。

我有自信在文面上阐述的，只有"科学的普遍性"。读很多论文，长期进行临床观察，积累数据，记录，然后准确地传达……除此之外就是非常主观的感想了。

很遗憾，关于牙科医疗今后的存在形态如何，我只能给出这个参考性的答案，请大家自己思考。我们不可能一下子就找出最优的模型，在寻找这个模型的过程中，我们恐怕还会经历很多苦难与挫折。但是，一个好的诊所就是这样一点点成熟起来的。我们不需要去遵照某个想法或是仿照某家医院的医疗理念，而是要以此为参考，创造一个有自己风格与特色的诊所。

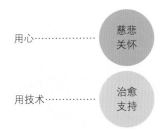

用心…………… 慈悲 关怀

用技术………… 治愈 支持

图5-2 为了让维护长久持续下去。

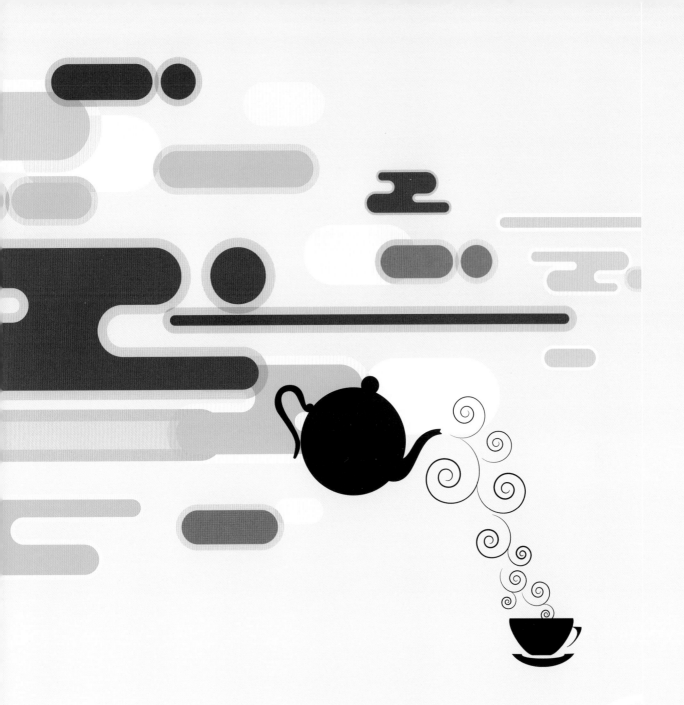

6

PMTC感悟

内山俊

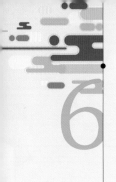
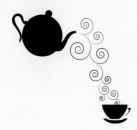

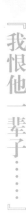
『我恨他一辈子……』

不好意思取了个这么可怕的标题。

这个故事要追溯到二十五年前。当时我对欧美偏爱的延长固定桥修复方法有疑虑，想尝试重新评估局部义齿的效果，以解决这个问题。

为了应对杂志上出现的各种修复病例，我慎重地挑选病例，从各种角度进行考察，总算完成了基本符合我要求的局部义齿。这个病例在多次宣讲中都获得了好评，是我非常自豪的作品。

然而，在微调了两三次之后，患者突然不来医院了。就算寄了提醒患者回院治疗的明信片，我们也没有得到回音。我实在忍不住打了个电话询问，对方的态度却异常冷淡。明明这次治疗堪称完美……时光飞逝，那段时间我的心情一直很复杂。

几年后，我从许久未见的师兄那里听到了出乎意料的话。原来那个患者在我母校的医院接受治疗后，被介绍到了师兄的诊所。

师兄平淡地说了一句"那个假牙很完美，所以我稍微调整了一下就放他回去了"。但是我内心并不平静，有千万个"为什么"在我心中翻腾。然而事到如今我也没心思再给那个患者打电话。

时间又往后推移。在某次地方牙科医师们的忘年会上，我又听到了令人惊讶的话。酒过三巡，正好坐在我隔壁的一个女医生向我搭话，她似乎还在犹豫该不该说。她说有个患者因为假牙出现问题而来院，说修复体非常昂贵，他剩下的牙齿不多，生活很不方便，"……难不成，他是您的患者？"

虽然她问得很保守，但从她的语气来看，她知道一切。

"我从未忘记过这件事。您说的患者名叫×××对吧？"

下一刻，女医生表情复杂地对我说了一句话。这句话让我感到天旋地转——"他还说，他会恨您一辈子。"

没想到在给他装上假牙十年后，我会听到这样的话，而且我一直坚信着那个治疗是正确的。当然，这个女医生与我没有私人怨恨，她只是出于善意才告诉我的。这句话让我直接醒了酒，我只好不断地感谢她帮我收拾了烂摊子。

当时的我到底有哪里没做好？为什么那个患者没直接跟我说？

直到现在，我都不认为我的治疗方针有什么明显的错误。唯一记得的就是我为了方便后续的手术而提前拔掉了他几颗已经开始摇晃的牙齿。还有就是，当患者说义齿靠近舌头那一侧的边缘太长的时候，我只对他说了"再忍忍就好了"。

再看看病例，我觉得当时的治疗在各方面都算顺利，医患关系良好，患者也对治疗费用表示认同。虽然很贵，但我也没坑他的钱。

然而从患者之后的言行来看，他对我完全失去了信任。

当时的我或许是太急功近利，想尽快创造一个完美的病例，结果忘记了更重要的"某个东西"。然而，我也没办法回到过去警醒过去的我。

至于"那个东西"究竟是什么，每当我遇到要接受全口治疗的患者的时候，我便会陷入沉思。

如果当时就有像PMTC这样的护理系统的话，或许结局就完全不同了。

明明治疗是大获成功，结果却是大失败。那个饱含了我复杂思绪的患者病历照片，现在还静静地躺在我家的抽屉里。

为时已晚的患者

"悲"之心

根据五木宽之先生的说法，"慈悲"本是佛教用语。一方面，"慈"，就像是伟岸的父爱。

"来，别想太多了，赶快站起来，和我一起爬上那座山的山顶吧。加油"——这种严中有慈的爱情就是"慈"吧？

另一方面，"悲"是难以自控的，发自内心的"叹息"。

比如，看到自己身边有被打入悲惨之深渊的人，看到自己身边有可悲可叹的人，我们会不由自主地发出深深的叹息："啊，怎么会有如此悲惨的事。"这是一种共鸣，是一种超越了理性的，类似母爱的感情。

甚至可以说"慈"是理智，"悲"是感性，这两者合在一起，才有了"慈悲"。

然而在现代社会，"慈"所拥有的智慧与理性更被倡导。"悲"则被归于流泪、悲伤的同类，被嘲笑为是幼稚的感情。也就是所谓的"这太不理智了"。

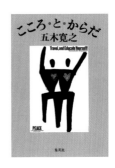

医生很难过

在我们牙科领域，轻视"悲"的现象也时有发生。

比如说，一个患有超严重的牙周炎的患者来院。他的口腔状况惨不忍睹，还散发着恶臭。然而患者本身似乎并没察觉到事情的严重性。

医生首先通过X光照片评估患者的骨水平，然后对出血量、探诊值进行科学分析并作出诊断。在将"不容乐观"的情况告诉患者后，医生就进入了"慈"的阶段——"来，加油吧！"

首先是应用TBI，调动起患者的积极性后便说有几颗牙齿是救不回来了，要拔掉，然后进行刮治（Tooth scaling）、牙根平整术（Root planing）、基础治疗、再评估、外科治疗、修复缺牙——"×××，我们一起加油吧？"

乍一看，牙科医生做了他该做的事，但其实他只是在"完成任务"，他习惯了这样的套路，根本没有闲工夫和患者一起"流泪"。真是可悲，这就是宿命。因为医生是不能哭，不能示弱的。"如果我不逞强，我还怎么博得患者以及医疗团队的信任呢"，"如果弄得不好，让诊断和治疗出现偏差就糟糕了"……

其实，不光是患者，连医生自己都要不断地对自己说："加油！加油！"

也就是说，临床基本上是以前文所说的"慈"为中心运转的。这期间坐在椅子上的患者一直在向某人寻求着心灵上的救赎——"我已经到极限了，我已经努力不下去了""为什么我的病偏偏就治不好呢？"

· · ·

身为"护理"的执行人

现在要说说洁牙师们。

至今为止，洁牙师的业务主要是辅佐牙科医生，也就是所谓的配角。但是，在医疗的主流从"治疗"开始转向"护理"的现在，唯有洁牙师们能立于固执地寻求科学性的牙科医生及被卷入"加油旋涡"的患者们之间，贯彻真正的"护理"。

关注风险的双眼，包括PMTC在内的护理技术、为每个患者着想的"悲之心"——这些决定了洁牙师是否能独当一面。

当然，所谓的"护理"并不只是口腔护理，还包括护理患者渴望被救赎的心。

· · ·

护理精神

经常有人说"洁牙师的工作是负责预防"。也就是分析发病的各种原因，消灭与病情相关的细菌，防止龋齿与牙周炎的发病与恶化，为此要检查唾液，早期察觉风险，以及指导患者刷牙等等。

确实，这些都是洁牙师的责任。

但这些终究还是"慈悲"中的"慈"吧？完全感觉不到"悲"。"加油刷牙！加油！加油戒烟！加油！"

仔细想想，为什么洁牙师学校的毕业典礼上会有戴帽仪式呢？我个人的想法是，戴上了"护士帽"就意味着要有"护理精神"。

牙科中的"护理"指什么？指的是对无法挽救的患者进行精神上的援助并鼓励他们勇敢面对疾病。这时候的"无法挽救"指的是"不得不拔牙"。就算拔了牙齿也不会有生命危险，之后还有可能恢复一定机能，所以当然会有人认为没必要把事情想得那么严重。如果患者也对此表示理解的话就好办了。

然而，从临床角度来说，这样理想的状况并不常见……在医护人员看来已经没救了的牙齿在患者看来往往是"还能用"的。

并且，医生的诊断往往是冷酷的——"这种摇摇晃晃的牙齿留着也没用了，这样下去永远都治不好。从可预见性（Predictability）的角度来说……"医生是很热情很认真了，但察觉到医生态度的患者或许并不能接受这样的解释。在两者间架桥的正是洁牙师。没错，正是护理精神，是对心灵的护理，是"拔牙治疗"的软着陆。

如果说"治疗"的对象是"疾病"。那么"护理"的对象则是患了病的"人"。虽然"牙科医疗中的护理"这种概念还很陌生，但今后请各位洁牙师将之牢记于心。（当然，不能因此而轻视了预防、管理以及治疗技术。）

此时，护理是必须的

序章

二十年前的春天，我的父亲因为脑梗死倒下了。虽然之后父亲暂且逃过了死亡的危机，但接下来发生的事让我们一家人陷入了前所未有的"混乱"。

父亲右半身变得很不自由，别说是吃东西了，连喝水都不能自主进行。家人们不得不在真正意义上"左右奔波"。先拜托附近的诊所派医生过来诊断，医生表示解决不了。不过在费了一番工夫之后，父亲总算是能吃下一点食物了。在大家松了一口气时，父亲又开始在大半夜用呻吟似的声音呼唤家人的名字。我们对此完全束手无策。只能再次将希望寄托于医生。根据医生的建议，我们决定使用安眠药。

当时的我们根本不知道，这正是更大的苦难的开端。

在用了安眠药的两三天之后，父亲便开始用比之前更大的声音"喂喂喂"地大叫。对此感到棘手的医生只能说"那就用更强的药吧"，反复几次过后，父亲出现了认知障碍。详细情况我就不说了，总之认知障碍真的非常悲惨。它将原本和谐的家族瞬间变成了地狱。

这期间我们也找了政府的福利部门，让他们派遣了一个又一个的上门护理护士。但是没有一个护理护士能让父亲的症状好转。我们写了堆积如山的文件，跑了无数次政府大楼，结果一无所获，我们渐渐失去了信心。

邂逅看护

认知障碍是很悲惨的，但最让人困扰的还是——父亲又吃不下食物了。

再这样下去父亲的体力也会吃不消。然而我们又不忍心将父亲送进完全封闭的认知障碍病住院部。我们急红了眼，拼命地寻找愿意给他提供医疗与护理的设施。我们经常莫名其妙地流泪。那时，我们一家人已经被逼上了绝路。

找了一圈后，我们认清了一个现实——"愿意接受认知障碍的老年人的机构其实非常少"。养老院、福利院、老人保健院、养护中心等场所一般都只会收容有轻微身心障碍的老年人。

即便如此，我们还是没有放弃寻找。

就在某一天，我和妻子一起去附近的老人疗养院寻求帮助时，迎接我们的是一个年轻女性，她的胸口还挂着"社工"的牌子。我们正是从并非医护人员的她口中得到了提示。

"他的表现和夜啼的婴儿类似。"

"拒食和漏便或许是因为脱水。"

"脱水的原因可能是一直在半夜给他喂强效的安眠药。"

"认知障碍或许也是因为这个药吧？"

最后，她说："首先应该给他喝水，

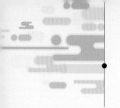

这是最应该优先的事项。"

我简短陈述了病情之后，她便极其不经意地给出了提示。我们冥冥之中感觉到她是一语中的，与我们的情况太吻合了。

从事医疗工作的我在对自己的才疏学浅感到愧疚的同时，也蓦然地想起了至今为止遇到过的医生和护理者们的话。他们的话听起来是那么的空虚而无意义。

● ● ●

医疗的极限

我们这才发现，在遭遇以往未见的病情时，我们把本来需要护理的患者，当成了"治疗"的对象。我知道我的笔调仿佛是在苛责那些医生和护士，但其实他们并没做错任何事。量血压、听心跳、开处方……这些对医护人员来说理所应当的行为他们都做了。唯独缺少的是对"护理"的理解与对"医疗的极限"的认知。

我们必须要学会自行区分"需要护理"和"需要治疗"的患者。护理行为也有可能拯救"治疗"治不好的患者。

顺带一提，父亲的认知障碍之后渐渐好转。虽然还有很多后遗症，但在老人疗养院的护理护士们的精心照料下，他在几年后安详地走了。

● ● ●

与牙科的关系

从我父亲的例子中我们可以得知，我们牙科医生也能对脑梗死患者伸出援手。正因为我们是牙科医生，我们才有发挥本领的余地。

比如说吞咽的问题。在脑梗死引发重度瘫痪（偏瘫）时，患者是吃不了东西的。为了防止患者脱水，我们必须尽可能快地给患者补充水分，这是拯救患者的大前提。

首先要将患者的头稍微垫高，并侧向一侧。以瘫痪侧在上，健康侧在下的体位将患者身体倾斜约30°。然后用小勺子一点点地、轻轻地把水送进患者口中，同时全程提防患者被呛到。

其实这些才是口腔专家的专长领域。因为自家人发病，我专注于处理其他事宜，忽视了这些基本的急救常识。

接下来是饮食问题。很多人误认为把患者身体支起来能使患者吃得更顺利。然而正相反，这样患者反而更容易呛到。

在患者重度瘫痪的时候，一定要让患者躺着吃东西。体位和之前所说的喂水的体位一样。吃之前要观察患者的口腔状态。如果发现食物会粘在上腭（口腔干燥），那么患者这一刻的全身状态也相对较差，需要喂食和喂水轮流进行。如果发现患者唾液比较多，那么这时就是喂食的好机会。

接下来说说口臭的应对措施。如果有长时间沉睡或仰卧的患者散发出恶臭，那首先要怀疑是不是脱水了。极度的脱水会使舌苔变厚，引发非常严重的口臭。首先，有必要照前文所述的方法给患者补充足够的水分。之后擦拭其舌头，再之后才是刷牙以及对假牙的清理。

最好将纱布吸满水，并将其卷在筷子上，用纱布卷清洗患者的舌苔。

 • • •

口腔护理最需要的情况

之前我写的是自己的具体经历，如果将其归纳成比较普遍的三点，则是：

1.常见的医疗行为也可能导致患者病情恶化。

2.适当的口腔护理有可能拯救患者。

3.病情恶化时更应该进行口腔护理。

毕竟我经验有限，我不能笃定我说的一定正确。不过，当牙科医护人员在患者家里对患者进行口腔护理的时候，他们心里总会有种空落落的感觉。那和"登场过迟"的演员一样，他们失去了自己表现的机会，空有一腔热血。换言之，牙科医护人员经常会觉得如果他们能在更早的阶段介入病情，填补常规医疗与护理的缺陷的话，或许就能拯救患者了。

"口腔护理"这个概念似乎很不"合群"，定位非常尴尬。

我经常是在患者脱离了生命危机之后，才被请去患者家里出诊的。

"其实这之后的口腔医疗没什么太大意义"——我这么说似乎是与当今潮流严重脱节，但其实这是体验过"口腔护理最需要的情况"的人的真心话。毕竟我的家人就曾遭遇过吞咽障碍和脱水的情况。

在健康期或病情稳定期进行的口腔护

在很多情况下，症状趋于平缓之后摄食和吞咽问题会自然得到解决。

理能提高生活质量，改善口腔卫生，确实是很重要。但我们牙科医护人员是时候想想口腔护理与患者全身、与患者生命的关系了。

我重申一遍，我的意思并不是说在健康期或是病情稳定时进行口腔护理能预防疾病发生。和"好好嚼东西可以预防老年痴呆""选择使用牙线还是拔除牙齿""刷牙能救你的命"完全不同，我说的是在患者直面生命危急的时候。

它与医疗和护理之间的沟壑比我们想象的要深。然而其主要目标——"让人吃好、喝好、活好"正是口腔护理的拿手好戏。只要能完善医疗系统，只要我们有足够的热情，口腔专家们完全能够填补这深深的沟壑。

在很长的一段时间，牙科医疗因为"不与人命有直接联系"而被从一般医疗中区别开。但是随着社会的高龄化，"能吃得下东西"的重要性渐渐被放大。今后一般医疗与牙科医疗之间的沟壑可能会被渐渐填平。并且，一般医疗还可能会跨越传统"医疗"的范畴，向"护理"大步迈进。常规的医疗活动难以拯救的患者们正等着口腔专家们的救助。

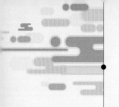

父亲的遗言——要为患者着想

这并非我父亲的遗言，而是某个医生的父亲的遗言。

在某次演讲时，有人忽然找我谈话。那是某一天中午。午间休息的时候，一个年轻医生有些犹豫地来到我座位旁边，对我抛出了如下的问题。

"家父原本是牙科医生，在那一带算是德高望重的。家父有个患者，态度特别横。遇到什么小事都会发脾气，稍微弄疼了他了他就仿佛是被上了极刑一样扭来扭去，有时甚至还把手到处乱挥。他似乎很有钱，但我就很不爽他的态度。仿佛我还要感谢他来我们这里接受治疗一样。每当那个人的预约日到来，我心情就很糟糕。因为担心要是捅了什么娄子第二天患者们就都不敢来了，我一直忍着。如果是您的话，您会怎么处理这事儿呢？"

我还听说，这位医生的父亲在去世之前还嘱咐他千万要避免与患者争执，有什么不高兴的都得忍着，总之要把患者放在第一位。我到底该给这位医生提怎样的建议呢？

"我所说的'关怀患者'并不是要对患者卑躬屈膝。而且在医疗团队中，负责唱这个红脸的是其他成员。牙科医生总归还是唱白脸。"在我摆出一副知情者面孔提出建议时，我突然发现其实自己也在烦恼着类似的问题。

所以我还是老实说了。

"最近，我会找个好借口将这种与我八字不合的患者支走，拒绝为他们治疗。既然不能说'我不想治你'，那总能说'我能力有限，治不好你'吧？将他介绍给别的诊所也是一个不错的选择。如果您为这种事烦恼，结果影响到自身健康的话，令尊一定会伤心的。您不必担心其他患者会因此走掉。毕竟您的努力与勤奋是有目共睹的，一定会有更多理解您做法的患者出现。"

我之后还是会时不时地想起这件事，教年轻人逃避患者的方法到底合适不合适？医生在赶走患者之后自己的心情肯定会很复杂，况且他的经济情况和我还不一样……难道就没有更好的建议了吗？

我也有儿子，所以我非常理解那位医生的父亲的想法。他不得不抛下年轻而又还不可靠的儿子离世。一定是他对儿子的担忧与念想化为了那句"要为患者着想"吧。我的建议难道不是在糟蹋他父亲的心意吗？我这样做真的好么？

各位读者怎么想呢？各位医生平常又是怎么处理类似问题的呢？

守护<患者A（50岁，女性）>

啊，真是太舒服了。

这种感觉与小时候母亲帮我掏耳朵的感觉差不多。这种感觉有点痒痒，有点痛，并且莫名令人怀念，仿佛是在被小鸟啄。

这就是洁牙师所说的除菌吗。

这之后，洁牙师用那个柔软的橡胶和研磨剂抛光我的牙齿。这个过程真的很舒服，弄完后我有非常爽快的感觉。牙齿表面最近已经没有那么敏感了，但还有一两处比较敏感。但愿洁牙师能小心一点吧。一定没问题的，那位洁牙师很信得过。

好像这次牙石不算多，能早点结束了，太好了！

啊，因为太舒服，我感觉起了些睡意。

至今为止，我在牙齿方面费了不少功夫。可能是挑食比较严重或是缺钙吧，我从小时候就开始频繁去牙医诊所。

我或许是个幸运儿，医生和其他工作人员都很温柔。在进行有痛感的手术之前都会给我注射麻醉药，在早期发现龋齿后也及时给我补了牙。并且在治疗结束后，他们一定会这样说——"感谢您的配合，如有什么情况请随时来找我们"。

每当这个时候我便会发誓会好好照顾我的牙齿。然而没过多久，之前补好的牙齿边缘又开始出状况了。之后就一直这样循环，明明我刷牙比别人更勤、更认真。或许我是继承了母亲的体质吧。母亲年轻时就开始戴假牙了。

来到这家诊所后，最令我感到吃惊的是牙医的一句话——"不能再磨牙了"。我记不太清了，总之他当时是说了类似的话。当时我完全不理解这医生在说什么。难道磨牙不是牙科医生的工作吗？我的好邻居怎么把我介绍到这么奇怪的诊所来了？

在当时，我已经有几颗牙齿彻底腐烂，换上了假牙。但我还坚信着如果发生了什么事牙医一定会想办法给我解决。但是，当这位牙医看完X光片，说"恐怕已经没法'治疗'了"的时候，我感到非常失望。

但是之后他也说了"你牙齿上的污垢恐怕是没办法用牙刷刷下来"。这句话让我颇有感触。我刷牙一直都比别人更勤、更认真。而我的朋友平常根本不怎么刷牙，却完全没有龋齿这方面的毛病。

"龋齿大多是感染自母亲口腔，可以说是一种传染病。所以对从小就被传染了强致龋菌的人来说，光刷牙是不够的，必须要频繁地找专业人士进行清理并涂布氟化物。这样一来牙齿的寿命便能得到大大延长。"在当时无知的我听来，医生的解说很有说服力！

我本来就不是特别喜欢牙医，一直都是因为口腔问题而被迫接受治疗，所以一直对假牙怀有一种担忧。然而这位医生的话似乎瞬间打消了我的担忧。

在那之后已经过了五年。在开始定期进行口腔清洁后，我的龋齿再也没有复发，刷牙似乎也比以前更有效了。

说起来，之前我还被洁牙师提醒过要注意"口腔干燥症（唾液少）"，看来得多加小心了。

我现在总算理解了当初医生那句话的意思。"不能再磨牙了"是一种对漠视健康的我的警告，同时也在告诉我今后要有这样的决心。毕竟在进行过一系列清洁工作后，医生最终还是磨了我的牙，帮我把牙治好了。

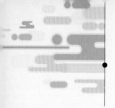

关怀<患者 B（40 岁，男性）>

第一次听到自己患有牙周炎的时候，我吃惊不小。

确实我的牙龈经常会肿起来，但是过段时间它就会自己好。所以，刚听到医生说"严重"的时候，我是不敢相信的。

就算医生拿着 X 光片给我解释骨头怎么怎么了，我也理解不了。而且据说我还有很松动的牙齿，不拔不行。当时的我感觉自己是在做噩梦。

医生一开始是怀着同情的态度说明病情的，但说着说着他的语气越发带有怒意。这时我才醒悟到，或许是我这种太过"事不关己"的态度让他很生气。

当时我肯定也摆着一副臭脸。因为我心底是这么想的——"我好不容易下决心来看牙医，结果却跟我说这个？给我戴个牙冠不就治好了"。

第二次治疗我也记得很清楚。一个女士出现，自我介绍说她是洁牙师 C。我不禁舒了口气。因为今天牙医没来，看来暂时是不用担心被拔牙了。但她来是要做什么呢？上次得到的病历上，P2~P3 的部分被画了圈圈……该不会她也要像以前的牙医那样啰唆地教我怎么刷牙吧。

结果她三下五除二地说完了该怎么刷牙，再说了句"今后我们在这边帮您清理"之后，便开始用塑料注射器一样的东西缓缓地给我清洗口腔。我不记得洗了多久，总之洗了挺长一段时间。

我不记得清洗时的感觉，只知道清洗完之后爽得不得了。仿佛是别人的嘴巴一样，很舒服，还有一股香味。

她中途也跟我聊了一些，但我印象最深的是她最后那句话："让我们一起加油，延长牙齿的寿命吧。"当时我真的非常高兴。

之后听说，当时我的牙龈红肿溃烂，只不过我习惯了，所以一直没发现。

结果正如医生所说，那颗牙齿越来越松动。但我还是不忍心把牙齿拔掉，于是给它进行了咬合的调整，还用黏结剂固定它。

不知不觉中，我发现之前导致牙齿没法咬东西的牙龈肿胀的症状消退了。洁牙师 C 说这并不是治好了，但对我来说这也是很喜人的变化。我能很正常地咬东西，而且感觉口中很清爽，连口臭也没了。

记得是从那时候开始，他们开始用金属制的器具来清洁我牙齿周边。他们操作时，一开始力度很小，之后力度逐渐加大，但是我却完全感觉不到痛。每次清洁完都会用那个注射器进行冲洗。

我还看到了从我的牙齿上取下来的东西，一开始它像水垢一样有点泛白，然后它渐渐变成了稍显茶色的类似结石的东西。（看到那个之后我就觉得很对不起洁牙师，于是下定决心每天好好刷牙。这难道也是刺激我刷牙的计策吗？）

其实那时候的具体治疗我记不太清了，毕竟我就像是砧板上的鱼。那个治疗应该就是所谓的"刮治"吧。

顺带一提，用注射器清洗牙周的行为的正式名称似乎是"牙周袋清洗"。最近的操作中还加入了被称为 PMTC 的技术。在用糊剂抛光之后，牙齿表面变得非常光滑，让人感觉很舒服。

不知不觉中，四年过去了。那颗牙齿现在还在我嘴里坚持着。其实我最近也有了想要拔掉它的念头。毕竟他们这么频繁地给我进行护理，想必假牙也会做得很精致吧。不过具体还要看医生怎么说。

医生偶尔也会来查看，但我还是决定先和洁牙师谈谈。与其说是医生的患者，我更像是洁牙师的患者。感谢一路有你，洁牙师 C。

• • •

治愈与慈悲（护理之心）

虽然患者 A 和患者 B 的心理活动都是我的想象，但恐怕来内山牙科的患者都多多少少是怀着这样的想法在接受治疗的吧。此时我心中也浮现出了很多患者的面庞。

专业人士积极地对口腔进行护理的行为（我们将之称为广义的 PMTC）在平常的牙科医疗的各种场面都会派上用场。它极具多样性，并不是短短几句话就能说清楚的。不过它有最基本的一点，就是"治愈与慈悲之心"。

至今为止，包括牙科在内的医疗都以"科学性"为保护伞，过度强调治好疾病，从而有意无意地忽视了对患者的温柔关怀，觉得那些患病的人不是自己的同类。

当然，这样的治疗体系拯救了大量患者。但是在其阴暗面，有人像无助的婴儿一样委身于泛滥的"治疗"中，也有人因为各种各样的原因无法接受这样的治疗。面对这样的患者，我们需要倾听他们无声的声音：

• 重新审视其根本病因。

• 好好思考患者内心真正渴望的东西是什么。

• 从长期护理的视角对医疗进行重新评估。

固定的医疗标准已经成为了过去式。同样一种病，有时可能需要极其保守的护理型医疗，有时又可能需要大胆而科学的治疗。今后，医护人员有必要关注每一个患者，进行"有思考的医疗"和"深思熟虑的医疗"。

当然，这对医生来说担子太重了。医生将重心放在"治疗"上并没有任何不对，必要的是要加深对护理的理解以及对医疗极限的认知。

我不打算一刀切地说治疗和护理分别归谁管，但只要牙科医生和洁牙师有明确的分工，他们就能拯救更多的患者。

上述的患者 A 和患者 B 是正巧被洁牙师悉心的护理拯救了。因为他们的疾病（龋齿、牙周炎）是传统医疗体系很难救治的"护理型"疾病。

专业人士进行的机械性牙齿清洁术（PMTC）将这变为了可能。这样的事例对今后的牙科医疗有很重要的意义。

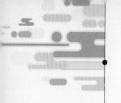

好脸和厚颜

"男人的脸就是他的简历"——这是擅长把握社会风潮的著名社会人物评论家大宅壮一先生的话。当了很长时间的"牙科医生"后，大家就有了各自的脸。

有一次，我被请到某地进行演讲。在演讲前一天，我应邀到一家酒馆喝酒。我们近旁的一桌年轻人非常吵闹。有一位医生实在忍不住了，突然气冲冲地朝他们那桌走去。当我们觉得冲突已经不可避免的时候，那个前辈医生却悠然回到座位上。他面带微笑说了句："我提醒过他们了。"

原来，这些年轻人都是那个医生的患者，从小就受医生的照顾。我往他们那桌看了一眼，他们还对我举起酒杯示意，然后像是什么事都没发生一样轻声欢谈着。

啊，这就是地方牙科医生的经历吗？虽然只有小城市才会出现这样的情况，虽然这只是个巧合，但我还是不禁惊叹。微醺的牙医那满面的笑容震撼了我这个外乡人。那位医生的笑容真是让我羡慕不已。

此外，我还在某个牙科医生的亲善会上见过有医生因为觉得饭菜味道有点不对而气势汹汹地怒喝服务员；见到过一脸得意地说"遇到不能自主吃喝的患者就马上给胃开个洞"的口腔外科医生；还见到过在示范操作的视频中浑然不顾被满口的水呛到的患者，并大摇大摆地给自己洗脸的知名助教。

他们的脸正是所谓的"厚颜"吧。

明明没有技术，仅凭经验就飞扬跋扈的医生；乍一看很温和，实际上却完全没有实力的医生；只喜欢治疗有钱人的充满自信的高级医生……他们恐怕都面如其人吧。

那自己的脸又如何呢？我依旧没有自信回答这个问题。

我成为牙医差不多有二十五年了，我自认为我是顶着一副好脸而非"厚颜"度过每一天的。

各位读者的脸究竟又是怎样的呢？

核电与牙科医疗这两者似乎是八竿子打不着，然而它们有一个共同点。是什么呢？那就是没有所谓进行"最终处理"的场所。

在牙科领域，"最终处理场所"指的就是患者进入被护理状态后，照顾患者的医疗机构。当然，"处理"这个词用得未免太不人道。

一部分牙科医生经常这样说："想方设法将患者的原生牙齿保留下来又能怎么样呢？如果最后患者不来了，一切努力不就白费了吗？"这种疑问似乎是在给预防与治疗的进步泼冷水，但仔细想想这确实很有道理。我们在专注于"保留更多牙齿的人更健康长寿"这一统计结果的同时，还要认清一个现实——在进入需要护理的重症状态后，保留更多牙齿的人的口腔问题会更多。

3·11大地震记忆犹新，然而最近它又重新引起了人们的恐慌，原因是"核废物没有所谓的最终处理场所"。这就像是不建污水处理厂，将废物全部冲到下水道里一样。人们一直在讨论核电站的安全性，但这个问题一直没讨论出结果。所以地震灾害也间接引发了前所未有的大规模反核电站运动。

在牙科医疗中，这样的问题也很明显。不管是种植牙，还是美容牙，还是牙周炎，它们都需要定期的维护。如果患者没办法定期来院治疗，那谁来照顾患者呢？不管医院内的医疗系统有多完善，医生对此都只能"举手投降"。

这个问题该如何解决呢？我先说结论吧。各个地区（以市、村、镇为单位）要建立专业治疗与护理高龄患者的医疗中心。这事如果不倡导就永远不会有结果。牙科医生协会有必要对国家施加压力，推行这方面的法律。这可以说是曾成功推行了"8020运动"的牙科医生协会的责任。"我们已经尽力留住患者的牙齿了，之后的事我们才懒得管呢。"——这样的态度，和在狭窄的国土上建立54座核电站并且完全不顾废弃物处理的国家又有什么区别呢。

我仿佛能听到有人对我说"现在有很多牙科医生是会出诊的"。麻烦你们冷静地思考一下，扛着一大堆牙科器材（或是开牙科出诊车）去患者家里的医生，又能进行多高水平的护理呢？至少在那里进行的PMTC是不能与诊所里进行的高质量PMTC同日而语的。更不用说治疗，乃至出血性疾病的治疗——在这样缺乏急救设备和人手的地方治疗，其结果可想而知。

我很钦佩那些热心出诊的牙科医生们，但现在已经不能寄希望于这些少数有热情的人了。今后，腿脚不便的高龄患者将会越来越多。牙科医生协会有必要敦促政府在各地建立护理高龄患者的专业医疗设施。等"天时地利"都齐的时候，长年以来牙科医生们的"保留患者牙齿"的努力才有真正的意义，"8020运动"才算是圆满。

本书着重说了专业层面的护理，但它也少不了患者自助护理以及公共保健（Social Health Care）的支持。只有三者合一，患者的口腔健康才会得到保障。预算、人力、空间……虽然需要考虑的因素不胜枚举，但我希望各方人员能协调协作，创造更美好的明天。

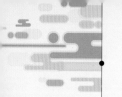

表5-5　专业医疗中心的要点

各地牙科医生协会在各地部分政府部门的委托下运营诊所（这样也能刺激更多人加入牙科医生协会）。

虽然在原则上运营费用自理，但其作为政府福利政策的一部分，有权利获得足够的政府补贴。

建立评估委员会。对诊断内容进行定期的审议（这样能保证医疗诊断的系统性、客观性以及有效性）。

委员会成员由牙科医生协会会员轮流担任。

在诊疗内容方面，"护理（提高患者的生活质量）"将优先于"治疗"。

要有专门的牙科医师和洁牙师常驻诊所。

一个医疗团队由麻醉医师、高龄患者专科医生（委托大学派遣）、协助医生（1名牙科医生协会会员）外加1名委员会委员构成。

要由能搭载病床或轮椅的专门车辆以及专人接送患者出入医疗中心。

申请治疗时，要将申请文件连同主治医生的意见书一起提交到市政府办公窗口或是医疗中心。

（像这样的系统，现在埼玉县所泽市的牙科诊疗所蓝天正处于实际施行状态中。详细情况参照该院主页：http://www.to - korozawa-dent.org/contents/aozora.html）

感悟

不要怕"麻烦"

在教育学中，有一个词叫作教育错觉。意思是老师会错以为学生们能够百分之百地吸收他所教的内容。因此，教育学才会重视学生学到了什么，而非老师教了什么。也就是说，优秀的教育家肯定拥有能不厌其烦地反复教授同一内容的热情与韧性。

已故的井上厦先生的演绎风格——"温柔地表现晦涩，深沉地表现温柔，有趣地表现深沉"也正对应了医生和患者的关系。

我们经常会认为患者只要听一遍就能理解我们所说的所有话，但那是错觉。倒不如说我们根本就不该期待患者能在片刻之间理解一切。

在临床层面，"患者到底对他的病情有了多深刻的理解"比"医生到底对患者说了什么"要重要得多。我们不能不耐烦。在我们感叹"为什么还不明白"之前，应该想想"到底该怎样才能让患者明白"。空有热情和技术还不够，如果缺失了能将这些东西传达到患者心中的"话语"，长期性护理是无法取得成功的。医院内传单的布置以及将传单交给患者的时机都是很重要的。

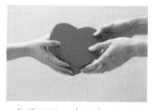
术后手册一定要亲手面交

最近隐退了的动画导演宫崎骏先生也曾在探访其制作工坊的电视节目中连呼"太麻烦了"。他后来又马上接了一句自嘲——"真家伙就是这么麻烦"。这句话让我印象颇深。

本书反复阐述的"护理"确实比拥有统一标准的"治疗"要麻烦得多。但是，找到适合单一患者的护理手法时，我们能获得比平时更大的喜悦。这也才是护理应有的姿态。"治疗"注重于"怎么变"，而护理则"满足于不变"。PMTC这一技术正是搭建在"变"与"不变"之间的桥梁，是两者的润滑剂。在对麻烦的"护理"世界感到身心俱疲的时候，不妨试试PMTC吧。

参考文献

●第1章

[1] 日野原重明:医療と教育の刷新を求めて. 医学書院,東京,1979,84-85.

[2] 日野原重明:医学・医療の方向転換 – 私の提唱. 医学書院,東京,1991,120-121.

[3] 内山茂:ライフステージを考えた補綴処置. 補綴臨床,26(4):499,1993.

[4] Page, R.C.:歯科学研究 – 歯科臨床への貢献. 歯界展望,87(5):1075-1092,1996.

[5] 北川原 健:歯周病と個体差.日本歯科評論,650:71-82,1996.

[6] 石井拓男:これからの歯科保健医療. 歯界展望,89(1):96,1997.

[7] 豊島義博:かかりつけ歯科医の行う齲蝕管理.日歯医師会誌,50(3):27,1997.

[8] 花田信弘,日野原重明:歯科医はプライマリ・ケア医になれるか 歯界展望,91(1):49,1998.

[9] 中川米造:医療的認識の探求. 医療図書出版社. 東京,1975,140-144.

[10] 日野原重明:医と生命のいしずえ. 同文書院,東京,1991,55.

[11] 内山茂:口腔ケアとPMTC. 日歯医師会誌,51(12):27-32,1998.

[12] 日野原重明:看護のアート. 中央法規出版,東京,1988,224.

[13] 柿木保明:口腔乾燥症の診断・評価と臨床対応. 歯界展望,95(2):331,2000.

[14] 阿久津泰典ほか:術前歯垢培養による食道癌術後肺炎予測. 日消外会誌,42(6):612-621,2009.

[15] Akutsu, Y., et al.:Pre-operative dental brushing can reduce the risk of postoperative pneumonia in esopha-geal cancer patients. Surgery, 147(4):497-502,2010.

[16] 茂木伸夫:がん患者における口腔ケアの意義. 癌と化学療法,39(7):1061-1064,2012.

[17] 奥井沙織ほか:歯科衛生士による「がん緩和ケア」としての専門的口腔ケアの確立に向けて. 日衛学誌,3(2):14-20,2009.

[18] 井本眞帆ほか:歯科麻酔科の口腔ケア – 周手術期の全身感染症状に歯科介入が奏功した2症例. 京都医会誌,56(1):71-74,2009.

[19] 上野尚雄,大田洋二郎:周術期における口腔ケアの重要性. 麻酔,61:276-281,2012.

[20] 本田麻美ほか:周術期口腔機能管理の意義 – 口腔生理学の立場から. 日味と匂会誌,19(3):501-504,2012.

[21] 野村綾子:消化器がん周術期患者に対する口腔ケアの免疫学的検討. 日摂食嚥下リハ会誌,16(1):50-56,2012.

[22] 上嶋伸知ほか:食道癌手術患者に対する専門的口腔ケア施行の効果. 日外感染症会誌,6(3):183-188,2009.

[23] 足立忠文ほか:食道癌周術期における術後肺炎に対する口腔ケアの効用について. 日摂食嚥下リハ会誌,12(1):40-48,2008.

[24] 山田千晴,植松 宏:肺がん手術患者に対する口腔ケアの効果. 口病誌,79(3):95-99,2012.

[25] Yoneyama, T., et al.:Oral care and pneumonia. Lancet. 50(3):430-433,2002.

[26] 桑澤実希ほか:施設における誤嚥性肺炎・気道感染症発症の関連要因の検討. Dental Medicine Research,31(1):7-15,2011.

[27] 吉田光由ほか:歯がない人にも口腔ケアは心要か? –「口腔ケアによる高齢者の肺炎予防」2年間の追跡調査結果から –. 日老医誌,38(4):481-483,2001.

[28] 下山和弘,岩佐康行:高齢者の終末期における口腔ケア. Geriat. Med.,50(12):1403-1406,2012.

[29] 泉福英信,由川英二,花田信弘:齲蝕予防のIT革命. ザ・クインテッセンス,19(10):78-79,2000.

[30] Khairul M.,花田信弘:細菌性バイオフィルムとPMTC. 歯科衛生士,24(10):32,2000.

●第2章

[1] Williams RC,Offenbacher S:Periodontal medicine:the emergence of a new branch of periodontology. Periodontology,23:9-12,2000.

[2] Lindhe J,N Lang and T Karring:Clinical Periodontology and Implant Dentistry. 5th ed. Wiley—Blackwell,2008.

[3] 下野正基:新編治癒の病理. 医歯薬出版,東京,2011.

[4] 山本浩正:ペリオリテラシー 歯肉治療をめぐる情報のインプット・英知のアウトプット. 医歯薬出版,2013,384-386.

[5] 品田佳世子:臨床でつかえる!『デンタルハイジーン』オリジナル説明用媒体 ② 歯を失う2つの大きな原因 むし歯と歯周病. デンタルハイジーン,31(8):820-822,2011.

[6] Hirschfeld L,Wasserman B:A long-term survey of tooth loss in 600 treated periodontal patients. J Periodontol,49(5):225-237,1978.

［7］McFall WT Jr：Tooth loss in 100 treated patients with periodontal disease. A long-term study. J Periodontol, 53 (9)：539-549, 1982.

［8］Goldman MJ, Ross IF, Goteiner D：Effect of periodontal therapy on patients maintained for 15 years or longer. A retrospective study. J Periodontol, 57(6)：347-353, 1986.

［9］Axelsson P, Nystrom B, Lindhe J：The long-term effect of a plaque control program on tooth mortality, caries and periodontal disease in adults. Results after 30 years of maintenance. J Clin Periodontol, 31(9)：749-757, 2004.

［10］Renvert S, Persson GR：Supportive periodontal therapy. Periodontol 2000, 36：179-195, 2004.

［11］American Academy of Periodontology：Comprehensive periodontal therapy：a statement by the American Academy of Periodontology. J Periodontol, 82(7)：943-949, 2011.

［12］Parameter on periodontal maintenance. American Academy of Periodontology. J Periodontol, 71(5)：849-850, 2000.

［13］Ximenez-Fyvie LA, Haffajee AD, Som S, Thompson M, Torresyap G, Socransky SS：The effect of repeated professional supragingival plaque removal on the composition of the supra and subgingival microbiota. J Clin Periodon-tol, 27(9)：637-647, 2000.

［14］Greenstein G：Periodontal response to mechanical non-surgical therapy：a review. J Periodontol, 63(2)：118-130, 1992.

［15］特定非営利法人 日本歯周病学会：歯周病専門用語集．医歯薬出版, 東京, 2007.

［16］Moore J, Wilson M, Kieser JB：The distribution of bacterial lipopolysaccharide(endotoxin) in relation to peri-odontally involved root surfaces：J Clin Periodontol, 13(8)：748-751, 1986.

［17］ROSENBERG, ASH：The Effect of Root Roughness on Plaque Accumulation and Gingival Inflammation：J Periodontol, 45(3)：146-150, 1974.

［18］Farokh A. Khatiblou and A. Ghodssif：Root Surface Smoothness or Roughness in Periodontal Treatment：J Periodontol, 54(6)：365-367, 1983.

［19］S. Nyman, E. Westfett, G. Sarhed and T. Karring：Role of "diseased" root cementum in healing following treatment of periodontal disease A Clinical Study：J Clin Periodontol, 15(7)：464-468, 1988.

［20］Ralner Oberholzer and Klaus H, Rateitschak：Root cleaning or root smoothing An in vivo study：J Clin Peri-odontol, 23(4)：326-330, 1996.

●第4章
［1］アメリカ歯周病学会：AAP歯周治療法のコンセンサス．クインテッセンス出版, 東京, 1996, IX-34.

［2］新田浩, 小田茂, 石川烈：メインテナンスのインスツルメンテーション／SPTと歯根デブライドメントに関する現在の考え方．歯科衛生士．23(1), 19-29, 1999.

［3］内山茂：メインテナンスからみた補綴設計-コーピングクラウンの応用-．歯界展望, 99(6)：1257, 2002.

［4］Screebny, L.M. 河野正司監訳：唾液分泌速度と唾液の速度に影響を及ぼす因子．唾液-歯と口腔の健康．医歯薬出版, 東京, 1997, 50.

［5］成田令博：口腔乾燥症・舌痛症．歯科医の知っておきたい医学常識103選．デンタルダイヤモンド社, 東京, 1990, 66.

［6］橋本博史：膠原病を克服する(新版)．保健同人社, 東京, 1995, 182.

●第5章
［1］下野正基：新編治癒の病理．医歯薬出版, 東京, 2011.

［2］Roy C.Page, Steven Offenbacher, Hubert E.Schroeder, et al.：Advances in the pathogenesis of periodontitis：summary of developments, clinical implications and future directions.Periodontology 2000, 14：216-248, 1997.

［3］小林賢一：歯が溶ける！エロージョンの診断から予防まで．医歯薬出版, 東京, 2009.

▌退休之后

内山牙科医院现在由我大学的学弟，古畑和人医生继承。我的共同作者波多野映子洁牙师现在和古畑和人医生搭档，依旧奋战在第一线。有很多读者问我：

"内山医生还不算年事已高，为什么这么早就把医院让出去呢？"

"对来院资历很久的患者来说，这次的引退是否太不负责？"

"退休之后，您想过上怎样的牙医生活呢？"

虽然这涉及到一点我的私事，但我打算把原因写下来，并以此充当"后记"。

我在过去的十几年间，抓住各种各样的机会宣传护理的重要性。每次我都会说这样一句话：

"通过长期的护理，终生治疗患者，治愈患者，同情患者，支援患者"才是护理型医疗，牙科医疗大抵是这种医疗。

回顾我的临床经历，我觉得我说的话并没有错。但是随着我渐渐老去，某个疑问便在我心中不断膨胀——"终生治疗患者"中的"终生"，到底是谁的"终生"呢？

我总算是领悟了。"终生治疗患者"中的"终生"是患者的"终生"，而非牙医的"终生"。如果我自己的生命走到了尽头，那我就没办法终生照顾患者了。极端地说，我甚至有可能明天就遭遇事故死去。这样我也许会给周围的人增添巨大的麻烦。

我儿子已经确定不会继承我的牙科医院，所以我必须趁早找到与自己的诊疗风格相符的优秀医生，培养他，以便将患者与我的医疗团队交给他。我那因衰老而身体欠佳，结果突然被查出癌症晚期并早早去世的妹妹，让我更加笃定了这样的想法。

之后，我便开始精心准备医院的交接（没想到我这么快就遇到了理想的后继者，于是我退休的时间也提早了……）。这个理由听起来十分自私，所以我不敢在公众场合下这样说，其实我私底下认为这正是"究极的维护"。

话虽如此，各位同行恐怕有自己的想法，我也不可能将自己的想法强加给各位。我只能祈祷大家理解我的决定，暂且把这当成是牙医人生的一种吧。

现在我每天除了在母校东京医科齿科大学指导临床实习之外，就是阅读海外的学术论文了。

在离开临床领域之后，我想做的第一件事就是去论证我自己的临床经验与认识是否与世界学术的主流相符合。

在检索文献的时候，搜索引擎的进步之

飞快便把我吓了一跳。英文只要进 Pub-med、日文只要进医中志的主页，便可以轻松下载过去各大期刊的几乎所有论文。这个效率比当年查阅纸质文献的效率高太多太多。而且，只要在关键字上加上"Systematic review"这样一个词，就能锁定到"精读了大量文献，收录了各种高质量数据的客观分析综述"。

借助于此，我能轻松浏览到与本书主题相关的，以"牙龈上方牙菌斑的清除""牙周炎的非手术治疗法""SPT 的流程"为重点的几百篇主要文献。

从论文中得到的信息与我之前的认识与经验并没有相差太远，但我确实也收获了很多崭新的知识。论文检索的成果也较多体现在本书。

在读本书的各位牙医同行中，或许有人已经开始思考退休事宜。在年轻的读者中，或许也有人正想着与其开新诊所，不如继承现存诊所的患者与医疗团队。我觉得这两者如果能妥善对接的话，对家人、对患者、对医疗团队以及对各位医生本人都大有益处。

当然，人各有志。我也很佩服那些打算在一线战斗到最后一刻的医生。不过，如果有哪位医生在迎来人生的黄昏时心怀犹豫，参考我们的例子倒也不错。

最后，我有话对各位读者说。

我们的临床是站在巨人的肩膀上而成立的。庞大的论文数与病例记录正是各位努力的证据。因此，我们有必要将自己的临床经验"记录"下来，并客观地"分析"，最后将其"传递"给下一代。只有完成了这个过程，我们的牙科职业才算是有了意义。

曲终人散，感谢各位精读。祝各位在今后的工作生活中取得更大的辉煌。

记录
思考

内山茂
2016 年 3 月